新未来

U0213327

———————— 想象，比知识更重要

幻 象 文 库 ————————

饮食 真相

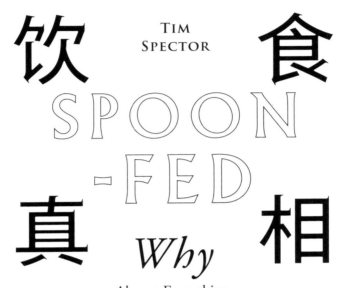

TIM SPECTOR

SPOON -FED

Why

Almost Everything
We've been Told
about Food is Wrong

[英]
蒂姆·斯佩克特——著

张敬婕——译

新星出版社 NEW STAR PRESS

献给朱诺

目 录 / Contents

引 言

　　我们大多数人最初遭遇有关食物的迷思[①]是在孩童时期。当我年少时，就曾被告知一些特定的食物或有助于我快速成长（牛奶和谷物），或令我聪慧（鱼类），或使我长痤疮（巧克力），或让我肌肉发达（肉与蛋类）。我是因为大力水手[②]而被鼓励吃菠菜，但我从未被告知西蓝花或豆类的益处；而且我被告知干果因为胆固醇的问题所以是不健康的零食。我还被告知如果不规律地吃早餐就会生病。我妈妈是在战争年代长大的，她告诉我基本上没有食物会因为发霉而无法食用、放进我餐盘的食物都是应该被接受的。我不记得有任何不包含肉或鱼的"正常"餐食。维生素被认为非

---

① "迷思"一词起源于希腊语单词 μθο（mythos），是英语单词 Myth 的音译，又意译为神话、幻想、故事、虚构的人或事，指通过口口相传流传于世的十分古老的传说和故事，泛指人类无法以科学方法验证的领域或现象，强调其非科学、属幻想的，无法结合现实的主观价值。——译者注
② 一个儿童动画人物，因为吃菠菜而力大无比。——译者注

1

常重要，尤其是维生素 C，被作为橙汁的代替品或饮品。其他不容置疑的建议还包括不要在吃饭后 1 小时内游泳，睡前不能吃东西，运动对减重的重要性等。以上说法没有一个是有科学依据的，而且这些说法中很多被证实是绝对错误的。但是这些说法被反复传承以至于我发现自己成长为一个成年人后仍然难以忘却它们。人们都承继着关于食物的相似的观念和见解——无论好坏，这些观念与见解只会随着年龄的增长而不断累积。

少吃脂肪，少吃糖；每天吃五种蔬果，多吃富含淀粉质的蔬菜；永远不要不吃饭，少食多餐；每天至少要喝 8 杯水，少喝含咖啡因的饮品和酒精；少吃肉和奶制品，多吃鱼，用植物油而非黄油；计算你的卡路里，调整你的饮食模式。人们渐渐习惯于被告知自己应该如何吃、何时吃、吃什么。这些信息的来源不同：国家指导方针、大众传媒、广告甚至食品标签和谷物外包装，就如同医院的海报和传单以及医生的外科手术一样。在这样的信息指导下，我们应该都能更健康、更苗条且免遭与饮食相关的各种疾病之扰。恰恰相反，自二十世纪八十年代开始，大多数国家中肥胖症比例、食物过敏和患糖尿病的人口数量都有所飙升，就连痴呆症的数量也原因不明地有所上升。尽管在治疗方面取得了进展，但患心脏病和癌症的比例正在上升，寿命近年来增长的趋势已式微，且还显示出下滑迹象。面对五花八门的饮食选择与误导性信息的汹涌浪潮，大多数人希望得到一个简单又快速的解决方案。就连最为激进的人也发现他们在过于简化的信息中听取着毫无根据的建议。我们太容易沦陷在关于生活方式的各种说法里，比如"吃得少而精"（clean-eating）、严格素食者（vegan）、生酮饮食（ketogenic）①、高脂肪 - 低碳水（high-fat-low-carb）、旧石器时代饮食法（Palaeolithic）②、不含麸质饮食或无凝集素饮食（gluten-free or lectin-free）③，以及对补充维生素的迷思等。这些饮食观念倡导者的信念与信心以及他们的追随者可是很有说服力的。

近年来我的学术研究逐渐聚焦在营养及与食物相关的问题上。我惊讶地发现，人们被告知的这些信息说得好听一点是误人子弟，说得不好听一点，这些信息错得离谱且有损我们的健康。这么说绝非危言耸听，正如我们即将看到的，无论人们得到的建议是来自营养学家、医生、政府的指导方针、科学报告，还是来自朋友与家人的茶余谈资。我们是如何陷入此等境地的？让不合格的人来教导我们所谓的最佳饮食方式。在医疗与科学领域这种情况是独一无二的。造成这种情况可以有很多原因，但我想明确三点主要的障碍以便更好地理解食物与营养：伪科学、对结论的误读以及食品产业。饮食是我们所拥有的最重要的药物。我们迫切需要学习如何最佳地使用它。

科学是复杂的。对食物和健康营养的研究是一个前沿学科，

---

①生酮饮食是指完全消除碳水化合物或少量摄入碳水化合物，主要的常量营养素食膳食蛋白质和脂肪占总量的 80% 左右，其余的碳水化合物占 20% 左右。——译者注
②旧石器时代饮食 (Palaeolithic diet) 含瘦肉、鱼、水果、蔬菜、根茎蔬菜、鸡蛋和坚果。——译者注
③凝集素是在豆类、全谷物和一些蔬菜中发现的天然蛋白质。——译者注

这个研究领域始于二十世纪七十年代，其出现是为了回应食品加工产业的发展以及政府为了避免民众营养缺乏而提出建议的需求。在大多数国家里，营养学依然不被视为医学领域且这两个科学领域鲜有重叠。很少有医生研究营养学，反之亦然。所以用于制药检验的相关实践、理论、试验和错误，以及如何与食品产业打交道，这些内容与经验统统没有完全地分享给营养学研究者。尽管事实恰恰是，营养学要解决的是一些最重要的问题，而这些问题是最不吸引人或最不重要的科学领域。我与一个商业化的营养品公司 ZOE 有紧密的合作，这家公司聘请的优秀分析师在转行来做大型食品数据之前都曾在天体物理学、数学、经济学等热门领域任职。不过，大部分营养学专家（有一些例外）仍然保持特立独行、感觉不被待见且被他们的大学或资助机构所低估，他们也在很大程度上依靠食品产业的赞助。他们专注于将大部分精力用于教学或进行食品的小规模短期研究，而不是临床试验和我们急需的大规模研究。

让我们明确一下：做好关于食品的研究是困难的，对大规模长期研究的资助是严重不足的，而这种研究对于人类判断一种食品或饮食方式相对于另一种的优劣却是必需的。将一种新药投入市场可以花费将近 10 亿美元，但当评估食品和饮食方式时我们只会花费这个数字中相当微小的一小部分。基于这个原因，人们被告知的那些关于食品的优势或风险的信息，主要来自可疑的试管研究以及人为造成的啮齿动物患病的小规模研究，它们其实很少真正与人类相关。几乎每天都会有一个新的例子出现在媒体上。2019 年媒体中一组典型的标题宣称，每天吃核桃能预防癌症和结肠炎。实际上科学论文只不过描述了那些为了模仿人类疾病而被施药的试验鼠在经历了两周核桃疗法后呈现出新陈代谢数据的轻微改善而已。[1] 这项研究虽然规模不大，但发表在一份朴素而真实的营养学杂志上，这项研究的赞助方——加州核桃委员会（the California Walnut Commission），肯定对这种免费宣传感到相当愉悦。这类研究基本上毫无用处，尤其是很多类似的小白鼠试验，尽管成本相对较低，但如果不能为资助者提供"正确"的结果，其研究结论就不会被报告。

科学研究在不断进展，人们也日益依赖于对成千上万人多年来所展开的大规模追踪性观察与研究。这为我们提供了重要洞见，不过也更趋向于基于那些单一且不可靠的调查问卷。由统计工具搜集而来的饮食数据是粗陋的，超重者通常会少报其摄入量，消瘦的人则往往会多报他们的摄入量。一般来说，大多数人少报的食物常常被认为是不健康的。包括智能手机摄像头和应用程序等新技术正在迅速扭转这一局面。一项发表于 2018 年的对营养学领域和这些观察性研究的高度批判性摘要指出了这些研究中的很多瑕疵，包括积极的结论通常会被夸大的观点。在整合了所有这些研究（即鸡蛋、奶制品、细粮、豆类蔬菜等）的一项大型汇总分析中，所有 12 组食物研究都与死亡风险的增加或减少相关。[2] 显然，这根本是说不通的，但是这样的结论更加鼓励了那种不切实际地将食物好坏二分的观念，我们都深受其害。

当你看到成百上千的内容论及食物与疾病的相关性时，你必然会陷入某种关于二者的虚假关联中。营养研究比药物研究更难可靠地进行，而评估营养研究与药物研究不同的研究框架在 2019 年才首次提出。[3] 研究者将药物研究中所使用的那些严苛标准应用于食品，导致了一批虚假结论。2019 年一个加拿大的研究小组登上了新闻头条，报告说吃肉没什么不好。但实际上他们在数据汇总时排除掉了一半有用的研究，还接收了食品产业大笔的秘密资助。早在此事发生的两年前，该小组还撰写了一些与此类似的富有争议的内容，论及缺乏糖分摄入引起的危害。[4] 就如 20 年前我们看待遗传学时所采用的方式，食物也被科学高度简化了。我参与的早期基因研究使用了数百种标记，发现了基因与疾病之间的数百种可能的联系。我们"发现了"很多新基因，比如说与肥胖、衰老、骨质疏松、糖尿病相关联的基因。这些研究引起了很大的轰动，也使我作为科学家而声名鹊起，但平心而论这些研究都是垃圾。新的基因芯片技术揭示出我们所谓的"基因区域"通常包含了完全不同的 200~1000 条基因，这些基因是我们之前无法探测到的。因而，单一的基因被说成可以应对任何常见疾病或健康状况的观点已经被证实为虚幻的神话。一些所谓的这类"发现"被贩卖到数以亿计美元，但实际上它们一文不值。如今，关于食品的类似神话似乎是基于科学的，它们往往来自原始的试管研究。在这类试验里，人类或老鼠的细胞被提取出来并暴露在某些食品所含有的极高剂量的单一化学元素中，或在被试验的产品加热或烹调时释放出来的化学环境下。用这种方法来测试的几乎所有物质都已经被证实是"不安全的"，即至少有轻微的致癌作用。食品产业在一些小型试验中使用了相反的技巧来展示其产品是安全有益的。大部分食品都包含了成千上万的化学物质，我们从来不会暴露在一个用人为方法隔离出来的单一化学物质中；即使该项试验结果是可靠的，是可以被其他研究团队所复证的（但通常其他团队不可以实现复证），其研究结论通常都是可疑的。

部分问题在于，食品科学是建立在一个历史悠久的、被误解的基础上的——将我们的食物仅仅分成三个主要亚类：碳水化合物、脂肪和蛋白质。这三个亚类被视为能量、热量的来源，必须以正确的比例摄入以防止营养缺乏（正如我们即将看到的，卡路里本身就是一个具有缺陷的、不可靠的指标）。这种将所有食物统分为三类的做法就像把全人类简分为非洲人、欧洲人和亚洲人，然后根据这些粗陋的分类来推荐相应的标准化治疗方案，并找出其在健康、体力和智力方面的差异。我们将食物分开去评估的这种想法，比如说碳水化合物和蛋白质，就如很多饮食方式所倡导的、医生和政府的指导方针所推荐的，其实在科学上是无稽之谈。所有食品都是碳水化合物、脂肪和蛋白质的复杂组合体。当科学本身被危险地过度简化和误导时，把它进一步简化成规则和指导方针只会使信息更有可能被扭曲。

问题并不仅出现在科学领域；同样重要的问题是结论被误读

和误解的方式。各类研究会产生数百条结论，其中有趣的那些发现及其风险总会被急切的新闻记者挑选出来，并转化为耸人听闻且充满误导的头条。你可以做一项纵向人口研究以表明每天吃两片培根会增加患心脏病和死亡风险。但由此推断它会使你的寿命缩短 10 年是荒谬的——这比经常吸烟的健康风险更大。与此同时，一些健康食品的促销手段简直令人发指——我们被告知每天吃掉一把某类坚果或者莓果便可以延寿 15 年。每天喝两小杯葡萄酒会使你罹患某种癌症的风险相对提升，据说这个数字是 10%（与不喝酒的人做对比），但是患上这种癌症的个人风险可能不到万分之一。很少有人能对呈现风险的各种套路做到完全洞悉。

　　远比虚假头条新闻更严重的问题是，这类被简化或误导性的科学研究经常成为政府指导方针的理论支撑。在第二次世界大战期间实行的配给制供应，政府指导居民如何饮食，那个时期食物资源短缺，政府需要大量的健康居民。当时，肥胖是极其罕见的，公共健康面临的最大挑战是营养不良，所以政府强推相关政策以避免维生素缺乏症。这种方法取得的初期成效为接下来的 60 年奠定了基调，建立起健康问题可以通过调整饮食中某一关键组成元素而得以解决的假说，比如增加维生素 C 摄入或减少脂肪摄入，因为人口研究证实了这些元素与疾病相关。几十年来脂肪变成了魔鬼，人们被鼓励吃下更多碳水化合物和蛋白质，从而也导致低脂、精加工食品的出现。即使是当下，脂肪假说已经遭遇了决定性的挑战，糖则作为另一个新恶棍被提出来，并替代了脂肪的位置，因而大量低糖加工食品被制造出来。当我们妖魔化一种食物时，我们从不会问"我们用什么食物替代它？"当我们摆弄百分比的时候，我们忘记了大批的健康食物。我们被引导着少食多餐，因而吃下更多诱人的零食和精加工食品、低脂的食物，而且我们用这样的食物来养育我们的后代。结果，人们变得更胖而且更易得病。

用食物中任何一种单一元素来评判该食物是另一个严重问题。果糖是存在于多种水果中常见的糖类。人们常说要少吃香蕉因为它含有高果糖，但果糖不过是一根香蕉所含的 600 余种化学物质中的一种。被某些人诋毁的另一种化学物质是凝集素，一种存在于未煮熟的豆类中的蛋白质，对人体有害。但这些人所忽视的事实是，凝集素含量最高的植物，比如豆类、干果，它们包含了成千上万种其他健康的化学物质，而且它们对于最好的植物性饮食而言至关重要。植物被证实远比我们所想象的要复杂得多，其中所包含的很多保护性化学物质被称为多酚（也常被称为抗氧化剂），这类物质在对抗癌症和其他疾病中的重要作用如今已为人们所熟知。多酚的重要性长久以来被我们忽视，因为它们不会直接作用于我们的身体。事实上，如果没有"助手"的帮忙，我们全然无法利用它们。这个"助手"来自一个最近才发现的器官，即肠道消化菌群（The gut microbiome）。

对肠道消化菌群的研究表明，几十年来人们对食物的看法实在是太简化了。它不是传统意义上的器官，而是一个像我们的大脑一样重的微小有机体的群落。消化菌群由接近100兆细菌、真菌、寄生虫和500兆微小病毒混合而成，超过了人们身体细胞的数量，它们绝大多数生活在大肠里，和大多数的免疫细胞在一起。每个微生物都会制造上百种化学物质，它们是调节免疫系统的微型工厂，在我们的血流中提供很多主要的代谢物和维生素，包括大脑中的化学物质，可以影响我们的情绪和食欲。肠道消化菌群和我们身体的其他部分不同，它们的基因和所制造的化学物质是独一无二的，千人千样、各个不同，即使同卵双胞胎也不一样。

这个新的额外的器官使人们认识到，成千上万的食物中的化学物质和成千上万的微生物物种所制造出的超过5万种化学物质在相互发生着作用，影响着我们身体的绝大部分。当我们消耗食物时，对我们肠道微生物的益处和对我们自身的益处是一样多的。因而食物对人体的影响方式在一个人与另一个人之间存在着极大的差别。到目前为止，微生物领域的专家顾问太少了，没有医学专家、营养学家或营养师受过这类训练。微生物菌群领域综合了遗传学、微生物学、计算机和生物化学，这个领域被视为一个令人生畏的领域，是营养学家职业生涯中危险、孤独且缺乏支持的研究动向。悲哀的是，为我们提供食物建议的人们也远远跟不上新科学的步伐，他们期待这个领域成为另一个昙花一现的时尚。

那种关于我们都有同样的身体机能、我们对食物都有着同样反应的假设，是人们看待食物最流行最危险的迷思。这些都基于所谓的"饮食建议"。这不仅仅是关于我们不同的微生物种群。正如我在第1章所讨论的，普通人对于完全相同的食物，他们的血糖数值发生的变化可相差10倍。对于相同的食物人们的反应是不同的，所以我们可以遵照相同的饮食建议和热量限制的想法已经行不通了，就如同我们不可能对标准化座椅都感觉舒服，除非我们按需调整它，因为座椅是按照一般标准设计的。在这个问题上，根据性别来判定我们对食物的需求，比如每天该消耗多少热量，同样是愚蠢的。食品产业忽视或淡化我们个体的新陈代谢情况、我们对食物的反应以及独特的微生物情况，这是一种故意的策略，这么做的部分原因在于简单的信息便于市场营销，更大的原因在于它们要格外避免对食物中添加元素的安全性是否不利于肠道菌群的审查或额外测试。

　　危险而不准确的食品信息源于我们遭遇到的最大障碍：食品产业。我的科研让我见识到食品产业带来的惊人的恶劣影响。直到最近，我才知道有那么几家公司，它们的规模之大、财力之巨、权力之广——我写此书的一个目的也是希望更多的人能意识到这个情况——这些公司养活了不断增长的人口，制造出品类繁多的低成本食品，这些食品人们很喜欢吃、不易腐败、有较长的保质期，当我们需要肯定这一点时，这些公司也快速获得了过大的权力。像雀巢、可口可乐、百事可乐、卡夫、玛氏[①]、联合利华等，

① Mars，玛氏公司是一家由私人家族弗瑞斯特·玛氏于1911年创立的跨国公司，主要业务涉及零食类（糖果巧克力）、宠物类、主食和电子产品的制造和营销。全球有1/3的宠物每天都在食用玛氏公司的宝路狗粮和伟嘉猫粮。——译者注

它们每家公司的税收都超过了世界上一半国家的财政收入；10 家最大的食品公司占据着全球商店售卖品的 80% 份额，2017 年每家公司的年收入超过 400 亿美元，[5] 2018 年的总利润超过 1000 亿美元。这些全球性的企业集团从二十世纪七十年代开始腾飞，这要归功于超市和口感绵长的加工食品的流行，以及它们通过广告，尤其是通过电视将营销信息发送到千家万户的能力。在二十世纪八十年代，加工食品中维生素含量继续增加，那些以减少脂肪、糖和盐为卖点的食品常被抢购一空。食品产业乐于获得影响，而后遵从营养专家委员会的建议制造了低脂、低胆固醇、低糖、低钠、高蛋白、精加工的垃圾食品。这些食品比原始天然食物更便宜、有更大的利润空间、更长的保质期以及更为广阔的全球市场。

更为恶劣的是，现在这些公司把几乎所有经过精加工的垃圾食品都打造成被认可的、健康的代名词——通过加上一些闪亮的标签，比如"低脂"或"添加维生素"，再配上大量的健康声明。看看这些公司是多么聪明地骗我们相信对孩子而言那些人工着色的、主要由糖或大块的棉花糖或巧克力构成的早餐麦片，将会是（现在也是）比糖果更健康的食物。酸奶是你可吃的富含微生物的健康食品。然而在大多数国家依然很难找到一种酸奶不是精加工的，或不是用低脂搭配上额外的糖、非鲜水果或人造调味的合成物。所有这些食品都有一些健康标签。塞满了糖的小吃被视为健康食品仅仅是因为它们包含了一小部分纤维素或蛋白质或一些你并不需要的维生素。含有超过 20 种佐料的微波即食餐，现在都被贴上了健康、低热量、低盐的误导性标签，诱发糖尿病的冰沙和果汁声称支持"每天五份蔬果"方针。

显然，那些掌控食品产业的大公司做得如此之巧妙，所以它们想要保持现状并乐于为此买单。随着大型食品和饮料公司的合并，其规模和权力不断扩大，许多人把信任寄托在更小的地方性企业和有更清晰的道德价值观的企业上，减少在大型零售商那里购物。但随着跨国公司以无比惊人的速度收购小型有机食品和符合道德标准的食品公司（比如亚马逊全食超市），分辨谁是好人谁是坏人、到底该去信任谁变得越来越难了。它们喜欢按照一般饮食比例制定当前的各种指导方针，因为它们赋予了食品产业极大的灵活性，并分散了人们对精加工食品正在稳步增长的注意力。食品和饮料企业花费了数亿美元在政治游说上，以保证其国内市场和利润受到保护。2009 年，顶级食品公司宣称仅仅在美国它们用在说客身上的费用就超过 5700 万美元。⁶ 这笔钱是用来影响健康部门官员的，他们经常在专家指导委员会中占有一席之地；也用来影响那些将这些报告传递给公众的政客。他们以更微妙的方式来影响委员会；制定指导方针的大部分科学家都是通过个人咨询获取报酬，或者从食品公司得到研究资助，这并不意味着他们必然会带有偏见，但可能使他们更易被操控。

重要的是，食品产业还经常设置科学研究的议程。在美国，食品产业提供了 70% 的食品研究基金，在其他国家情况也大致如此。食品公司为推广含糖的低脂食品而提供了丰厚的经费给学术机构使其研究领域与食品产业适配，比如低热量食品对你的益处、探讨饱和脂肪在饮食中将对你产生的危害，或者缺乏运动（而不是不良饮食）是肥胖症流行的罪魁祸首。这个聪明的方案模糊了这个领域几十年来真正的问题所在，即富含添加剂的加工食品意味着低质量的有害食品，比如加工肉类继续被大量食用。用完全相同的手法，烟草行业在二十世纪六七十年代将我们的注意力从真正的科学问题上转移开来。这些成功的策略意味着与未加工食品相比，有关垃圾食品的危害的临床试验直到 2019 年才开始实施。[7]

食品产业从制药行业学到的另一个技巧就是它们用礼物、会议或选择性信息来影响营养领域的从业骨干，同时资助他们的专业机构。就如大型制药企业所做的，食品产业鼓励错误信息，对人工甜味剂这样的产品的安全性进行小规模的非结论性研究。食品产业也把钱花在拥护者和有影响力的人身上，让这些人对食品产业所不认可的那些更大、更权威的研究提出质疑，动用企业律师和大笔的广告预算来惩罚反叛者。作为一名活跃的营养学研究者，在进行昂贵的临床研究时，很难不遇到那些想要帮助或影响你的人。我不是纯粹主义者：10 年前我接受制药公司的资助进行试验，我接受达能公司资助研究酸奶和肠道健康，如果没有这些资助，我的这些研究不可能完成。所以我意识到我也不可能免于偏见。这可能是个巧合，当我在《英国医学杂志》发表了一篇有关早餐建议的批判性评论三周后，[8]家乐氏（Kellogg's）[①]非正式地联系我，询问我是否愿意担任它们肠道研究项目的顾问（我拒绝了）。像我这样的学者感觉就像大卫一样要向能提供10亿美元研究基金的食品产业巨头投球了。

在二十一世纪前十年，一些人开始质疑"我们饮食中的饱和脂肪是我们的主要问题"这种说法的正统性。当时，这些批评者被广泛地贴上了对他们自己的学说盲目狂热的标签，他们想要推销饮食计划、文章或出版物（有时他们的确出于这个目的）。但是在其他领域，科学家和官员们的确承认了错误。一个例子是2000年我们被告知，有数据表明柴油动力汽车更环保。2018年，政府修改了有关建议，宣称我们应该更换为汽油或电力汽车。他们公开承认了过去的错误，揭露了德国汽车企业及其说客提供的大量虚假信息。在营养学领域则是另外一番景象：当权者既不承认错误，也不承认需要改变。首先，他们认为让食品产业和其他利益相关方首先参与科学讨论是相当正常的；其次，将这些发现转化为面向公众的确定无疑的信息。这个过程可能需要数年时间。改变持续的时间越长，人们的困惑就越大：更多的问题围绕在科学与时常被挑出来认为有潜在危害的特定食物之间。与此同时，精加工食品成为探讨对象的频率则低得多，相应地，食品产业也就赢得了更多。

---

① Kellogg's（家乐氏）公司是全球知名谷物早餐和零食制造商。其产品包括谷物早餐、饼干、烘烤点心、冷冻烘饼、馅饼壳及冰淇淋筒。——译者注

但情势开始改变了。尽管此书由一些有关食物的最为根深蒂固和危险的迷思所构成，但我们有理由怀抱希望。2018 年 6 月在苏黎世举办的营养学会议上，我见证了一个转折点。由《英国医学杂志》和跨国人寿保险公司主办的学术会议，集聚了世界范围内的营养学专家，在那天，我感觉到医疗行业的很多不同部门都在公开挑战营养学教条。在没有药物的情况下，全科医生对患有 2 型糖尿病的患者，通过遵照他们最初的热量限额而提供低碳水化合物、高脂肪的饮食来控制病情。这一点得到了随机试验的验证，这一做法与官方的激励措施完全相悖，传统的指导方针鼓励糖尿病人首先用药且尤其要避免脂肪摄入。临床医生接受了我们关于健康饮食的基础哲学都是建立在几十年前所实施的有缺憾的研究之上的观点。事实表明"已证实的"治疗方案实际上会增加死亡风险，比如让糖尿病患者控盐。令人尊敬的流行病学家也发表了对发展中国家展开的大规模的观察性人口研究成果，他们发现摄入大量饱和脂肪其实保护了人们免受心脏病和糖尿病之苦，而不是相反。大量的长期试验结果一次次表明，低脂饮食比高脂的地中海式饮食法（Mediterranean-style diets）[1] 要糟糕，你盘子里其他食物是什么比你吃掉多少脂肪要关键得多。

在这次苏黎世的医学会议上，我发布了人们的身体对食物存

---

[1] 所谓地中海式饮食指的是食用大量水果、蔬菜、豆类、谷类和摄入橄榄油之类的非饱和脂肪酸；吃少量的乳类产品、肉类、鸡鸭；"适量地"多吃鱼类；以及用餐时喝点葡萄酒。——译者注

在着巨大个体差异的初期数据，指出详细的国家指导方针适用于每个人是不合逻辑且有缺陷的。来自美国哈佛大学、塔夫茨大学等世界顶尖研究机构的营养学专家曾深度参与了指导方针的制定，现在也接受了改变已迫在眉睫的事实。包括英国在内的其他国家的机构可能更加食古不化。虽然如此，即使是顽固的官方、委员会或食品产业的游说者们也不能阻挡这股浪潮，越来越多的令人尊敬的专家都在呼吁改变。[9]像我这样的科学家第一次可以公开挑战过去几十年来占领主流地位的一些饮食的迷思，而不会被嘲笑、贬低或忽视。我们的注意力一直被多量营养素（macronutrients）或个别食物（individual foods）孰对孰错的观念之争所吸引，纠结是否还有另一个真相。现在如果我们想要，我们就可以放眼看到更开阔的图景。

我是一个科学家、医生。然而，在过去的几十年里，我一直被我所发现的、至今未被公开的事实震惊。如今，我修正了我以传统方式所学到的食品与健康的大部分观点。我的上本书《饮食的迷思》（*The Diet Myth*）聚焦于围绕特定饮食的一些内容，并介绍了微生物的情况。我近期的研究迫使我对整个有关食物的课题展开更深广的挖掘。此书是因我们迫切需要对所吃的食物加以反思而出版，也为了提出更好的问题、寻求更高标准的科学与报告。正如我们将要看到的，营养学研究是当今科学领域中发展最为迅速的领域，此书也利用了最前沿的科学知识，包括我在伦敦国王学院的团队以及世界各地的合作者所做的开创性成果。对食物的选择毫无争议地与我们的环境相关，所以这项研究不仅是对我们个人具有意义，它对我们整个星球乃至子孙后代都影响深远。食品科学落后于其他学科，但在我们历史中的这个关键时刻，它会成为重中之重。在过去的几十年里，关于此书的大部分内容我都做了理念上的调整，包括低糖饮料、严格素食主义（veganism）、吃鱼、咖啡因、补充维生素、怀孕建议、有机食品以及对环境的作用。你对这些事物的观念可能也会发生变化。每天我们都同样面对无休止的复杂的食物选择难题，在这个过度拥挤与灼热的星球上半数人口都是肥胖的。并不存在非黑即白的答案。意识到我们是在哪里以及如何被骗的，有助于我们重回正轨。这正是我们需要尽快学习更多有关我们每日饮食知识及其背后科学的原因，[10]唯此我们可以避开烟幕弹，做出更明智的个人选择。

第 1 章　　因人而异

💡 迷思 ┊ 营养指导方针和饮食计划适用于每个人

　　我们人类很复杂：多种因素影响着我们的健康。有些因素我们无法改变，比如年龄或基因构成，但是有些事情我们可以改变，比如我们对食物和饮料的选择。此外，还有数以万亿计的细菌生活在我们的肠道中，我们将其统称为微生物菌群，它们对健康和消化有着重要的影响。我们所吃的食物是多种营养物质的混合物，这些营养物质以不同的方式影响人体和微生物菌群，因此，阐明饮食、新陈代谢和健康之间的关系绝非易事。

　　我们习惯于听从政府关于营养、健康和保健方面的建议和指导方针。这些指引不但影响一般公众，也影响为我们提供医疗保健服务的医生和其他医疗专业人士。但是，同样的健康建议真的适用于每一个有着自己的生活方式和独特生理机能的人吗？这种一刀切的方法是医疗保健政策的合适基础吗？从爱斯基摩人到非洲的狩猎采集者，再到为数众多的亚洲素食主义者，我们进化为杂食动物，为了保持健康，我们吃了大量不同的食物。在我们这个文化和种族日益融合的世界里，真的有可能有一种特定的饮食能够适合所有人吗？

在综合许多其他国家和地区所提出的建议的基础上，美国农业部发布了 2015—2020 年指导方针，其中一幅圆形示意图显示了健康饮食的理想比例，其中 39% 来自水果和蔬菜，37% 来自谷物（面包、大米、意大利面、土豆等），12% 来自豆子（beans）、豆类（pulses）、鸡蛋、肉类和鱼类，8% 来自乳制品和牛奶，4% 来自脂肪和糖类食物。我们还被告知每天要吃五种蔬果，包括一杯果汁或冰沙，每周要吃两次鱼，女性每天要摄入 2000 卡路里，而男性每天需摄入 2500 卡路里。[1] 英国的指导方针与此类似，同时还有其他额外的建议，例如，永远不要不吃早餐，每天喝 8 杯水或其他液体。[2] 此外，指导方针还建议少食多餐，避免在晚上大吃大喝。美国在减少饱和脂肪方面的指导方针比大多数其他国家更为严格，将饱和脂肪减少到每日摄入量的 10% 以下，并将盐的摄入量减少到每天 2.3 克钠（约一茶匙）以下。那些选择其他饮食方式或听取保健专家建议的人，他们遵循无麸质、生酮、低碳水化合物、旧石器时代饮食法或间歇性禁食的饮食方法，他们也面临着相同的问题。所有这些建议能够对每个人都适用吗？

新的研究表明具有相似营养成分的食物对健康状况和肠道微生物菌群的影响可以极为不同，这增加了另一层复杂性。我们一些美国的合作者要求 34 名健康志愿者收集他们在 17 天内吃的所有东西的详细记录，并将这些信息与粪便样本中微生物的多样性进行对比。[3] 不出所料，尽管大多数受试者都食用了某几种食物，比如咖啡、切达干酪、鸡肉和胡萝卜，但还有大量独特的食物选择。某些食物增加或减少了特定菌株的数量，每个受试者的食物选择都会影响他们自己的微生物菌群，但是某个人身上所体现的食物与微生物菌群的相关性并不能直接套用到其他人身上。举个例子来说，豆类增加了一个人身体中某些细菌的比例，但对另一个人的影响却小得多。

虽然亲缘关系非常密切的食物（如卷心菜和甘蓝菜）往往对微生物菌群有相同的影响，但营养成分非常相似的非亲缘食物也会具有明显不同的作用。这告诉我们，传统的营养标签并不是判断食物是否"健康"的最佳方式。微生物菌群可能是目前营养和健康领域最热门的话题，科学家们热衷于了解并操纵我们的细菌朋友，但这并不是全部。

我在伦敦国王学院的团队正在与马萨诸塞州综合医院、加州斯坦福大学和精密营养公司 ZOE 的研究人员合作。[4] 我们正在进行"PREDICT"① 项目，这是世界上同类研究中规模最大的营养科学研究，该研究旨在破解影响我们对食物独特反应的复杂的相互作用因素，尤其是血液中的糖、胰岛素和脂肪水平的正常峰值，

---

① Personalized Responses to Dietary Composition Trial，对膳食成分试验的个性化反应。——译者注

这些峰值会引起代谢压力，而且从长远来看它们也与体重增加、疾病和食欲有关。我们一直在研究来自英国和美国的 2000 名受试者对食物的个性化营养反应，其中有数百对双胞胎，我们在对标准化和自由选择的餐食进行组合后，对受试者的血糖（葡萄糖）、胰岛素、脂肪水平（甘油三酯）和其他指标进行了超过两周的跟踪测量。我们还获取了有关活动、睡眠、饥饿、用餐时间和频率、情绪、基因以及必不可少的微生物菌群的信息，共收集到数百万个数据点，依据包括超过 200 万个粘贴式血糖监测仪（continuous glucose monitor，CGM）、13 万顿饭和 3.2 万个特制松饼所得出的数据。该研究的初步结果一经在《自然医学》（*Nature Medicine*）杂志上发布，就令读者大吃一惊。[5]

我们发现，根据蛋白质、脂肪和碳水化合物的比例，不同的人对不同食物的营养反应是可重复的、可预测的。但重要的是，人与人之间有很大的差异（高达 10 倍），这是对"一般水平/普通人"的嘲讽。甚至连共享所有基因和大部分环境的同卵双胞胎之间也存在这种差异。在人们对糖分的反应中，只有不到 30% 是由基因结构造成的，不到 5% 是由脂肪造成的。出乎意料的是，根据以往的观念，两者之间的关联性很弱——对食用脂肪反应不好并不能预测一个人对糖的反应是好还是坏。到目前为止，我们用同样的食物测试了数千人，只有一种反应的比例接近平均水平，糖、胰岛素和脂肪这三种反应的比例甚至不到精确平均值的 1%。这意味着我们 99% 的人都不符合某些人为界定的那个平均水平。我们还发现，同卵双胞胎的肠道微生物种类只有37%是相同的。这个数值只比两个没有血缘关系的人所占的百分比略高一些，这说明基因的作用是有限的。我们发现食物配料表上标注的粗糙成分只能解释1/4的新陈代谢反应，大多数差异是由于独特的个人因素，包括微生物菌群和基因，以及我们不同的生物钟的昼夜节律、运动、睡眠，以及其他仍需我们去发现的因素的影响。

PREDICT项目的丰富数据正被来自世界各地的大型学术团队所使用，也被应用于机器学习算法。我正在帮助的ZOE公司推出了一个智能手机应用程序，可以根据算法和自己的个人信息来预测任何人对食物的反应。这将有助于人们做出更健康的选择。科学研究还在继续，我们招募了数千名美国和英国志愿者，以进行更多的以家庭为基础的研究。参加研究的人越多，生成的数据就越多，预测结果也会得到进一步改善。不过，即使在早期阶段，预测结果也已经达到75%的准确率，这比标准临床测试要高得多。

像我这一代的许多医生一样，我遵从官方关于中年人的健康生活建议：我没有抽烟，努力地进行定期运动并减少脂肪摄入。我的早餐是低脂肪、高碳水化合物的食物，包括牛奶什锦早餐、半脱脂牛奶、全麦面包、一杯橙汁和一杯茶或咖啡。最近，作为PREDICT研究的一部分，我使用新的连续血糖监测仪测试了我对旧的"健康"早餐的葡萄糖反应。我的血糖（葡萄糖水平）从静止时的5.5毫克急剧上升到9.1毫克，而且我体内产生了大量胰岛素，以使我的血糖水平在一小时后恢复正常。我让我的妻子做

"小白鼠"，让她吃跟我一模一样的早餐。她的血糖开始时比我低，是 4 毫克，而之后也没有超过 5.7 毫克。

我们的身体从食物中的碳水化合物中吸收葡萄糖作为有用能量，或者立即使用它，或者储存在我们的肌肉或脂肪细胞中供以后使用。如果我们的血糖超过几分钟都维持在较高水平，这对我们的身体是不利的，而我们的身体则主要通过分泌一种叫作胰岛素的激素来试图迅速消除它。从长远看，血糖、胰岛素或甘油三酯的峰值定期出现会给你的身体系统造成压力，并促进脂肪细胞中能量的储存。[6] 我的身体显然在努力工作以制造胰岛素来清除糖分。一条看起来健康的棕色金枪鱼面包和甜玉米三明治是我在医院十年如一日的自带午餐，我去测试（测了好几次）自己对这份餐食的反应，其结果比我担心的更糟，我的规律性峰值为 10~11 毫克，同样地，像我妻子这样的人增长情况可能会更少。但我在吃意大利面或印度香米饭时比她要好，这表明如果我吃的是意大利或印度午餐，我可能不会增重 10 千克。我还发现，和其他人相比，我经常吃的葡萄对血糖有很大的影响，而草莓、树莓或蓝莓的影响很小。苹果或梨只对我有一个小的血糖高峰，它们对我来说比香蕉更好。喝葡萄酒或啤酒没有什么影响，但橙汁让我的血糖升至很高的峰值，而且高于可口可乐。这些结果对你而言可能并不会如此，并且人们无法通过食物的 GI 指数（Glycemic Index，"血糖生成指数"，一种测量每种食物升高血糖数值的方法）来进行准确预测，这些指数只是人群的平均结果。同样地，我们知道 7

码的鞋或一个汽车座椅不可能适合每个人，我现在知道我（几乎和你们所有人一样）并不符合那个平均数。

我在斯坦福大学的合作者克里斯托弗·加德纳（Christopher Gardner）于 2018 年发表的 DIETFITS[①] 随机临床研究结果提供了进一步的直接证据。该研究对 609 名超重或肥胖受试者进行了为期 1 年的健康低脂或健康低碳水化合物饮食试验。[7] 两组之间没有发现任何差异，研究报告的主要标题是"平局！"通过将每组受试者中的脂肪或碳水化合物摄入量减少 30%～40%，他们平均减轻了约 13 磅或 6 千克体重。但隐藏在数据中的是，在每一组中都有些人做得比其他人好很多，而另外一些人做得差很多：一些人减掉了 60 磅（约 27 千克），另一些人实际上增加了 20 磅（约 9 千克）。对于某些人来说，即使他们吃的是健康的非加工食品，随机分配的减少碳水化合物或减少脂肪摄入的饮食对他们也都不起作用。国家指导方针坚持每个人都应该恪守标准化的神奇配方（例如低脂食品），我们不难想象有多少人得到了错误的建议。

这项研究清楚地表明，如果你想找到最适合你新陈代谢的食物，那么你需要知道你对营养的独特反应——这是简单的在线基因测试所无法预测出来的。说到食物，我们每个人都有自己的口味和偏好，所以直觉感受到我们个性化的新陈代谢和对食物的反应也应该是不同的。科学研究仅仅是在跟着直觉走，证明每个人

---

① 饮食干预研究因素与治疗成功交互研究（Diet Intervention Examining The Factors Interacting with Treatment Success trial，DIETFITS）。——译者注

都是独一无二的，没有一种"真正的饮食"能适合所有人。

当然，有一些健康饮食的信息可以适用于每个人，比如多吃纤维和植物性食物，少吃糖和精加工产品。不过最终的结论是，没有一种正确的饮食方法能适合所有人，不管这些方法是来自那些迷人的社交媒体专家，还是政府指导方针。

第 2 章

间断禁食

💡 迷思 ┊ 早餐是一天中最重要的一餐

"吃个鸡蛋上班真带劲儿！""早餐要吃得像个国王！"吃早餐是保证一整天精力、注意力和情绪提升的关键，这是我们大多数人从小就根深蒂固的观念。在过去的 50 年里，我们被那些赞扬各种加工谷物、麦片和燕麦粥对健康多么有益的信息狂轰滥炸。但早餐到底是什么？是英国各种煎炸食品，还是只有一杯卡布奇诺和一支香烟构成的典型的意大利餐？毕竟一杯含有牛奶和糖的卡布奇诺包含了三大多量元素：碳水化合物、脂肪和蛋白质，这对我们新陈代谢产生的影响与破戒吃一顿大餐产生的作用是一样的。一杯浓缩咖啡或不含糖的茶怎么样？它们能提供纤维和多酚但几乎不带来能量。很多声称每天不吃早餐的人通常会先喝一杯奶茶或咖啡，这其实意味着他们早上依然需要消耗点什么。

　　对早餐本身缺乏一个好的界定，揭示出这项研究迄今为止普遍不足的一个原因。盎格鲁 - 撒克逊（Anglo-Saxon）文化指出，早餐一直以来都是我们生活的一部分。许多当代食品趋势和饮食时尚，譬如旧石器时代饮食法就是其中一例，它源于人们对几千年前游牧祖先自然榜样的追随渴望。然而，像这样的例子很少作为与早餐相关的话题来讨论。当我和坦桑尼亚与东非仅存的最后一个真正进行狩猎与采集的哈扎部落在一起时，我注意到尽管他们有规律的睡眠模式，但肯定没有任何吃早餐的惯例。他们的语言系统中也没有一个单独的词汇来描述"早餐"这个概念。男人们醒来后通常不吃东西就去打猎，也许几个小时后在路上会摘些浆果。女人们则会待在牧区营地附近，有时会做一些像猴面包树粥这样简单的食物，或者吃一些储存的蜂蜜，但通常不早于上午10 时。考虑到他们过夜的时间，这意味着他们的饮食习惯中包含着 14~15 个小时禁食时间。这与西方一夜禁食仅仅 8~10 个小时的习惯形成了鲜明对比。

尽管食品历史学家不同意，吃早餐可能只是维多利亚时代以来才形成的主流习惯——在过去的几个世纪里，我们早餐仅仅只是吃掉前一晚的剩饭而已。它也是现在世界各地的人们满足于多年来一直吃同样的食物而不感到厌倦的一顿餐饭。事实上，如果没有遵从人们熟悉的早餐习惯，他们常常会感到失落，不管是两片普通的烤面包片、一个水煮蛋、粥，还是不常吃的中式点心、罗蒂斯（rotis）或土豆汤（aloo saag）。我记得当我在内罗毕的一家亚洲医院做医学生时，我努力地适应吃咖喱和蔬菜早餐，而日式和韩式早餐通常包含米饭、蔬菜、味噌汤、咸菜或辣泡菜、豆酱，与西式早餐截然不同。

　　早餐在历史与文化中偶然出现而不是普遍的人类习俗的一个原因，可能与储存过夜食物遇到的问题以及早上准备食物的烦琐与费时相关。这意味着在现代化的冰箱发明之前，你必须富有且有仆人伺候才能享受上早餐。所有这些情况都随着廉价加工食品的发明而发生了改变，这些食品可以长期储存，并且不需要准备多长时间便可食用。家乐氏的玉米片是谷物加工领域第一大主要品牌，在1894年，该产品最初是被当作一种保健品而发明的，如今全世界每天都有数百万份的食用量。它们由精制玉米制成，血糖指数（GI）高达81，甚至比土豆的血糖指数（78）还要高。将谷物中营养丰富、含有脂肪的部分去除后，再把玉米粒在高压锅中加热几个小时，然后轧平并烘烤。这样一来，剩下的是营养价值极低的烤淀粉，所以必须添加复合化学物质和维生素来补足。精加工的早餐麦片的利润空间超过40%，这使得厂商可以将25%的利润用于广告费，以此来让儿童和年轻人上瘾，并影响公众和专业人士对其营养价值的看法。因为流行和盈利，现在仅在美国就有大约5000个不同的麦片品牌。

　　关于早餐的一些确定观念已被人们广泛接受，大部分人从来没有想过要提出质疑。例如，早餐是在早晨"启动"我们新陈代谢的某种方式，让我们在之后的一天里可以更有效地进食，不吃早餐会让你在当天随后的时间里更饥饿，因此会暴饮暴食、体重上升。尽管这些说法缺乏证据，但它们作为有科学支持的事实，被明确列入了由英国公共卫生部门政府雇员编制的现行英国国家医疗服务体系（National Health Service，NHS）指导方针中，食品产业渗透了其专家组成员。美国农业部关于美国国民的饮食指南和当前澳大利亚的营养指南中也有类似的说法。这些关于早餐功效的说法反映在许多其他的国家指导方针中，出现在世界各地的媒体和网站上。但是，如果我们是被误导的，这些不过是另一个饮食的迷思呢？

2019 年，《英国医学杂志》发表了一份对不吃早餐所展开的研究的系统综述和汇总分析，我就此发表了一篇评论文章。[1] 他们对 52 项研究进行了同行评审，拒绝了那些标准较低以及带有不恰当的随机性的大部分研究（因此很可能受制于此举带来的偏见），被拒的研究中有 4 项来自低收入国家。符合要求且通过审核的 11 项随机试验多数来自美国和英国，还有 1 项来自日本。这些研究试验持续时间变化较大，从 1 天到 6 周不等，而且质量参差不齐。其中 7 项研究关注的是体重改变以及由新陈代谢率来衡量的能量消耗情况。汇总分析的结论与之前基于较少证据的那些评论是一样的：即并没有证据表明不吃饭会使体重增加或不利地降低你的静止代谢率（resting metabolic rate）①。[2] 此外，数据显示的结论恰恰相反，许多研究提供的证据表明不吃早餐实际上是一种有效的

① "静止代谢率"是指仅用来维持呼吸、血液循环等基本生理功能时燃烧热量的速度。——译者注

减肥策略。为什么此领域在过去犯了这么大的错误？为什么他们之前强调缺乏可靠的数据？有太多可能的原因，并且都与营养和食物的传统观念有关。

最新的建议是少食多餐，即"细嚼慢咽"而不是"狼吞虎咽"，以避免因消化大量食物对身体造成压力，否则会使胰岛素大量增加，最终可能导致胰岛素抗药性和糖尿病。据说这个建议特别适用于一天中的晚些时候，那时葡萄糖和胰岛素峰值较高而代谢率较低。该建议的基本原理来自对小动物的多样化研究和一些短期的人类研究。使医学和营养学思维发生改变的关键性研究发表于 30 多年前已负盛名的《新英格兰医学杂志》上。在这项研究中，研究人员让受试的男性先食用相同的食物，两周后分成 17 小份，休息后再给他们吃同等的食物，每次只吃 3 份。研究发现，细嚼慢咽试验组中受试者血液的胰岛素含量下降了 27%，压力指标（皮质醇）下降了 20%。这些结论会让你印象深刻，直到你意识到这项著名的研究只有 7 位受试者，并且试验结果可能是偶然的，这项研究的结论当然不应该被普及到所有人及其饮食需求中。[3]

担心不吃早餐会导致在一天中其他时间里暴饮暴食的观点从理论上看是正确的：错过早餐的人通常会吃更多的午餐，体力活动也会轻微减少。人体的新陈代谢也是由一个奇特的过程引起的，该过程被称为"饮食诱发的生热效应"（diet-induced thermogenesis），因为食物本身会在人体内产生一些热量。但关键是，即使这些智慧的代偿机制加在一起，也远不能与错过一顿早餐所包含的未摄入热量对减肥的益处相提并论。

建立在糟糕的科学支撑上的那些对早餐的误解，已经顽固地扎根于营养教条之中，甚至在专家中也是如此。像普通公众一样，营养学家、医生和食品行业的专业人士也被一些观察性研究的标题误导了。这些研究表明，在对普通人群的研究中，不吃早餐的人更容易超重。这不是原因，只是偏见的结果。与吃早餐的人相比，不吃早餐者普遍来看可能收入较低，受教育程度较低，健康状况较差，饮食结构普遍比较糟糕。所有这些社会因素都与超重独立相关，与吃不吃早餐无关。研究表明，超重的人也更有可能去尝试和节食，在暴饮暴食后，他们更有可能因感到内疚而免掉一顿饭。

尽管存在这些明显的缺陷，来自随机对照试验中自相矛盾的证据也在不断增加，但"不吃饭是不健康的"观念已盛行了数十年，并且仍然是英国公共卫生部门在英国国家医疗服务体系中提出的 8 项核心健康饮食建议之一，也是目前美国农业部针对美国人的饮食指导方针和澳大利亚的营养指南。[4]成功的食品产业集团拥有庞大的营销预算，并对政府官员有着强大的影响力，可以影响公共政策，做到如此程度——使可验证的虚假声明成为政府所认可的健康建议。如果更多的人开始不吃早餐，通过估量像谷类食品制造业这样数十亿美元的行业所可能蒙受的损失，我们就很容易明白为什么早餐迷思如此广泛且持久。

那么不吃早餐有什么好处呢？早上不吃早餐的一些积极影响可能仅仅是延长了处于禁食状态的时间。越来越多的证据表明，限时进食和增加禁食间隔在12~14小时以上可以降低胰岛素水平并帮助一些人减肥。[5] 最近的一些似乎与传统观念背道而驰的研究进展对肠道消化菌群而言是很有意义的。这个由100万亿个肠道微生物组成的群落主要存活在我们的小肠里，就像我们体内的一个器官一样，调节着我们的健康和新陈代谢。许多微生物具有与我们相似的昼夜节律，在禁食和进食状态下其构造和功能差异很大。[6] 虽然这是一个新兴领域，一些数据表明了微生物群落不能经受食物的长期缺乏，但会因短期禁食而受益，例如不吃早餐。在断食4~6个小时后，某些物种开始复制并以肠壁黏液中的碳水化合物为食，有效地清理肠道，使肠道屏障更有效、更健康。微生物群落像我们一样可能也需要休息和调养，作为其每日生理节律的一部分，这对我们的肠道健康可能相当重要。[7]

除了减少肥胖的错误说法外，谷类食品营销策略中使用的另一个常见论点是，早餐对于帮助儿童集中精神至关重要。有很多奇闻逸事声称，那些被认为是"被剥夺"了早餐的孩子在教室里疯跑，或因血糖低而表现不佳。这些依据又主要来自那些观察性研究，而且可能与对成人的研究一样充满偏见。[8] 一些独立研究回顾了该领域进行的多项研究，发现它们的成果质量很差。有21项短期研究仅限于探究一顿早餐对当天晚些时候注意力状况的影响。其中只有8项研究表现出积极的影响，其余的研究只在营养不良的男性儿童分组中显现出影响。在记忆测试中也发现了类似的结果，并且基于早餐类型的研究结果没有呈现出一致性。这些研究内容都是人为的，很难推断真实生活中发生的情况。为了了解更多有关早餐对学习成绩的长期影响，研究者对学校的长期早餐计划进行了 11 项研究。结果表明，7/8 的人在注意力上没有明显改善，吃早餐者中 4/5 的人记忆力没有因此受益。因而，没有有力的科学证据支持在儿童营养良好的状况下需要强迫他们吃早餐。一些孩子和青少年在当天晚些时候才会自然地感到饥饿。

世界上许多发达国家的人规律地不吃早餐。尽管谷类和粥类食品制造商赞助的调查确实表明，在英国等国家，这一比例已上升到接近 50% 的"危险水平"，但是很难确定这类人的准确数字。随着年龄的增长，人们不吃早餐的次数会越来越少，并开始形成一种文化习惯。很多其他人，包括我在内都有享用早餐的习惯。所有这些并不是说每个超重的人都会从不吃早餐中受益。我们中的一些人更喜欢在一天的早些时候进餐，而另一些人则喜欢在一天的晚些时候进餐，这可能与我们每个人独特的新陈代谢和肠道微生物状况相匹配。

再次强调，在关于是否吃早餐以及何时应该吃早餐的问题上，没有一个"放之四海而皆准"的说法。不吃早餐肯定没有什么害处，我建议大家自己尝试一下不吃早餐感觉如何，一个月之后看看无论是短期的情绪和精力，还是长期的体重变化如何。如果感觉太难了，你可以试着偶尔略过一餐。我这样做是为了挑战我身体的新陈代谢，也是为了延长我的夜间禁食时间以改善体内的微生物状况。早餐也许是一天中最重要的一餐，但这种说法只是对我们中的一些人有效。

第 3 章 卡路里计数不会增加

💡 **迷思** 卡路里能准确衡量食物的增肥程度

　　卡路里的摄入与消耗——这个简单的标准定义了世界上数亿人的减肥策略。饮食行业的发展就是基于这个简单的观念，但是当下的研究开始表明，我们对健康生活的基础认识可能是错的，甚至是危险的。尽管控制卡路里的这种饮食方式的核心理念基本上是不证自明的——即进入任何生命体的能量等同于它输出的能量，尽管它出现在每个食品的标签上，但是很多人都不知道卡路里到底是什么。像我这样的医生在医学院曾学过卡路里和千焦耳[①] 的知识，但是早已忘记了所有细节。将卡路里作为可以直接准确测量食物令人发胖程度的标尺是一种普遍的误解。

---

① 千焦是热量单位，焦耳（简称焦，英文缩写为 J）是国际单位的热量和做功的单位，千焦指一千焦耳。现在常用千焦衡量食物所含的热量和某种运动单位时间消耗的热量，人们一般通过控制摄入食物的热量和运动消耗的热量来控制体重。——译者注

安托万·拉瓦锡（Antoine Lavoisier）是法国大革命时期著名的科学家，他首次提出"燃烧"食物作为我们获取能量的来源。他发明的弹式热量计（a bomb calorimeter）①，可以测量出食物中的卡路里单位，弹式热量计的外形像是一个被水包裹着的迷你烤箱。它使得食物燃烧，根据其向外围的水释放的热量来测量食物的卡路里数值。他还给可怜的实验鼠喂不同的食物，发明了类似弹式热量计的装备，将实验鼠放在被冰包围的环境中并保证它们一直存活，以此来观察它们如何把食物转化为热量。在 19 世纪末，美国科学家威尔伯·阿特沃特（Wilbur Atwater）毕其一生都致力于用试验测量出 4000 余种食物的热量消耗值。他不仅测量了食物所释放的能量，还让受试者食用这些食物，收集所有受试者所产生的热量、尿液和粪便样本。随后他小心地燃烧尿液和粪便样本，计算出它们所包含的能量。他计算出脂肪的能量密度大约是碳水化合物和蛋白质的两倍，这是"脂肪尤其使人发胖"这一观念的起点，也成为当下我们健康和营养观念的立身之本。他的研究结论仍会出现在当下全世界的食品标签上，他的研究对人们用卡路里测量能量的威力与精度的做法具有深远而持久的影响。

乍一看，这一切似乎都说得通：我们计算出食物的卡路里值，以及我们需要摄入多少卡路里可以减肥，"砰"，便有了我们的饮食方案！看上去它是减肥的简单公式，这也就不难理解为什么卡

---

①弹式测量计是测量物质的燃烧热的仪器。——译者注

路里会成为健康行业的专业术语了。尽管我们能够准确地测算出一顿饭的热量，但是卡路里与我们的身体之间的关系远不是那么简单。我自己发现这个问题是源于我参与了一部电视纪录片，我被封闭在英国华威大学的现代热量计中整整 12 个小时，在人体新陈代谢研究员汤姆·巴伯博士（Tom Barber）的监督下，测算出我所产生的能量。在 12 个小时内我们大多数人的能量燃烧足以点亮 80 瓦电灯泡。进入密室后，我感觉自己像是穿过了一道气闸，沉到了一个潜水艇里，虽然有个大玻璃让我可以被研究人员观察到。这个容器是被传感器而非被水包裹的，那些传感器可以测量我消耗氧气和排出二氧化碳的速度。这个空间里有一张简单的床、椅子和桌子，以及一些用来锻炼的楼梯。开头几个小时我在床上小睡了会儿，这样便可以测量我的静止代谢率。我又花了一点时间在桌子上用电脑记下为此书所写的一些笔记（这对卡路里而言是一个不小的贡献），因为大脑活动占据了我们休息时能量消耗的1/3。接下来我又在楼梯上锻炼了 15 分钟，让我的心率加快，看看自己将氧气作为燃料的效率如何。食物通过气闸传递给我，相应地，我也周到地在屏幕后的小厕所里制造出一些用于检验的"样本"。当我从密室出来后，我的数据结果被计算出来，研究团队可以估算出我的基础代谢率，即如果我不做任何运动，维持我当前体重所需要消耗的卡路里——每天大约为 1600 卡路里。

根据世界卫生组织的国际标准，成年男性每天可以摄入 2500卡路里、女性可以摄入 2000 卡路里。这就意味着为了防止我的身体把多余的卡路里储存为脂肪，我需要在每天醒着的 16 个小时里依靠运动定期燃烧掉多达 900 卡路里。我很好动，每天骑车上班，但是骑 1 小时的车理论上仅仅消耗大约 240 卡路里，留下的巨大能量盈余需要靠坐立不安、步行和努力思考来消耗弥补。

　　这就是为什么我认为每日卡路里摄入的通用推荐是有误导性的，甚至更糟的是，它是有害的。在一定程度上我们可以量化我们身体摄入了哪些能量，却无法测出哪些能量被消耗了。能量消耗的因素有很多，人与人之间也具有极大的差异性，首先从你的基础代谢率说起，包括根据你体内的肌肉总量和体质状况在内的各种各样的差异性因素的巨大影响。一般而言，普通人的基础代谢率可以有 25% 的波动，健康人群的卡路里数值为 1450~1900。通过运动消耗的能量总和显然也有很大的差异，一天中坐立不安的小动作同样也是如此——一个安静且赖在沙发上的电视迷所消耗的能量比那些坐不住的人要少 10%。[1] 最后，进食和消化食物的生理行为本身也消耗了一小部分能量。到目前为止，你应该已经知道，要估算一个人为了维持其身体有效运转和保持健康体重到底需要多少卡路里是件多么困难的事。

　　所以我们可以看到支持每日推荐卡路里摄入量的科学是有问题的，考虑到每个人为了维持其生命所需的食物量可能与他人存在着巨大的差异。其他支持卡路里控制饮食的所谓科学客观的措施也开始引起质疑，例如阿特沃特试验首创的为食品标签提供的卡路里估算值的准确性。他在当时所能获得的科学知识方面做得很出色，他的大部分估算都是准确的，误差通常在 5% 以内。但是人们可以准确测量出任何食物的能量值的想法简直是一派胡言，声称一餐摄入 312 卡路里比摄入 329 卡路里更好的说法实属可笑。

随着人们对食品中所含的不同成分及其相互作用的更多了解，一些估算卡路里含量的做法变得不准确甚至是完全错误的。比如，核桃，我们在食品包装袋上标示的卡路里含量其实夸大了 20%，这一事实是直到我们发觉当我们食用核桃时其所含的很多脂肪并不会被释放出来才意识到的。同样的，美国大杏仁（巴旦木）的卡路里含量也一直被高估了约 31%。[2] 另一个类似的例子是玉米，我们的身体使用和储存从像烤玉米棒一样难以消化的食物中得到的能量，与从玉米面包或通过加热、加压和烘烤而得到的玉米片中获取的能量的使用和储存是极不相同的。然而，简化的卡路里摄入理论却将能量获取的不同方式等同了起来。我们亦知道，食物的烹调方式改变了食物的结构，因而也影响了提供能量的多少。所以生的鞑靼牛排比汉堡中带血半熟的牛排提供的热量要少，后者的热量又少于全熟烤焦的牛排。这是我们的祖先发现火的原因，因它可以煮饭，热量摄入的增加使得我们可以花更少的时间在吃饭上、更多的精力在捕猎和思考上，从而推动了人类进化的指数级进展。吃熟食而非生食也改变了我们的肠道微生物，让其在人体内的进化不同于其他动物。[3]

让事情变得更复杂的是食物之间的相互作用，当食物混合时其卡路里会发生变化，所以奶酪三明治所释放的能量速率可能会和单独从面包和奶酪中所释放的能量速率并不相同。更为重要的是，现代食品的精加工通常意味着植物与动物细胞的复杂结构被破坏了，这样做是为了使我们的身体以异常的速度消化掉那些没营养的东西。根据政府的数据，尽管现在精加工食品更多，但是和 1976 年相比，英国普通人每日消耗卡路里的实际数值发生了轻微的下降。[4] 诸如美国等一些国家，已经出台了严格条例，要求咖啡厅和餐厅标明食物的卡路里数值，以便顾客做出更加健康的用餐选择。由于这些估算都建立在非自动操作过程之上，餐食的分量彼此之间差异巨大，研究表明，餐食实际的卡路里含量可能是菜单上的 2 倍，餐厅几乎总会低估食物的卡路里数。没有证据表明标签和菜单上显示的错误数值有助于控制体重。

　　用卡路里来限制饮食这一观念背后的最终极的一个潜在假设是，每个人都用完全相同的方式消耗完全等量的食物，以完全相同的效率消耗能量。我的营养学家同事萨拉·贝里（Sarah Berry）为我指出的数据揭开了这个迷思。当你细致地去看早先提到的杏仁研究项目中那 18 个受试者的结果时，会发现它们在测算出的"平均值"的 3 倍左右波动，因为有些人代谢机能强，有些人代谢机能弱。这意味着一些每天吃一把坚果的人在不知情的情况下一周会比其他人多摄入大约 700 卡路里的热量。卡路里燃烧假说也忽略了摄入卡路里的方式与时间。针对人类和实验鼠的研究都表明，如果我们每天在 8~10 小时窗口期内①而不是一整天里摄入等量的卡路里，那么我们增加的体重就会更少。[5] 我们都已知道代谢率是变化的，但是其他因素，诸如肠道长度和食物通过消化系统的时长也发挥了重要作用。由于基因和基因拷贝数量的差异，我们携带可以使我们中的一些人从含淀粉的碳水化合物（比如土豆或意大利面）中额外多摄取的能量（以糖的形式）。有的人产生的消化酶（淀粉酶）是他人的 3 倍，使得这些人能够更快地分解淀粉，释放出更多的糖。有一个简单的试验你可以尝试，测测你的消化系统处理淀粉的适应程度：吃一块全麦饼干，看多长时间才能尝到甜味。我们对双胞胎进行了 3 次 PREDICT 检测，因为数值总不明确，所以我们取了平均值。我们发现大约有 1/4 的受试者能够在 30 秒内检测到糖的变化，这就表明这些受试者比其他人能更好地适应食用淀粉，尽管我们仍然不知道这对我们个人而言如何发挥着影响。

另一个导致消化功能巨大差异的因素是独一无二的肠道消化菌群的构成。这些微生物给我们提供了独特的化学工厂，给我们提供消化食物的不同能力，并将食物转化为能量。直到最近，我们也仍不知道微生物对于人体消化和卡路里消耗的重要性，但是多项研究目前对受试者都使用了强力抗生素，再检测他们粪便中的卡路里。就像任何机器一样，我们的身体在处理能量上并不是

---

①如果将吃掉三餐的间隔控制在 8~10 小时之内，比将三餐时间拉长到一天更有利于控制体重。——译者注

100% 有效，冲进厕所的消化废物就损失了 2%~9% 的卡路里。这些新的研究表明，通过服用抗生素减少我们的肠道微生物可以使卡路里的损耗增加 9%——这是显著增长。这表明个体之间肠道微生物数量和效率的差异对卡路里吸收数量和能量转换能力具有重大影响。显而易见的是，每个人的情况迥异，以至于用卡路里来衡量营养和减肥是毫无用处的。

我们都已经被洗脑了，把无所不能的卡路里视为减肥的工具。这也使我们忽略了一个事实，即具有相同卡路里的不同食物会对我们的身体有不同的代谢作用。长久以来，我们仅仅在试验室动物身上展开了研究，一些食用了不同比例脂肪和碳水化合物的试验鼠和猴子的体重增加情况是不同的。然而最近一些对人类的研究已经完成且明确指出，尽管从脂肪和碳水化合物中得到的卡路里是等量的，但它们对人体的影响却不尽相同。一项针对美国 162 名受试者的研究表明，在 20 多周的时间里，高脂饮食比高碳水饮食显著地提高了受试者的代谢率，所以他们每天需要多摄入 91 卡路里来维持他们的基础体重。[6] 不容忽视的是，这个结果是大样本量中的平均值，并非所有受试者都有同样的反应，甚至有的受试者新陈代谢率还下降了。2018 年美国 DIETFITS 测试显示，609 名受试者花了 12 个月控制卡路里饮食，尽管摄入相同的能量，但是有些受试者摄入额外碳水化合物之后减重更多，有些摄入额外的脂肪后减重更多。[7]

另一个与卡路里相关的实际问题是，即使你相信食品制造商准确使用了常常是过时的科学所测量和标记的食品，要精确计算出你每天摄入的卡路里也是不可能的。即便有强迫症的训练有素的营养师，也不可能过上"正常的"生活，计算出他们所摄入卡路里的 10%。考虑到食物所释放的准确热量，你可能每顿饭都依据自己称重和测量的准确配料表来烹饪，把你所做的食物按准确比例吃下去。很多饮食方案都取决于你计算的卡路里和你事先准备的饭菜，测量的误差如此之大以至于即使你努力按照说明去做了，你也不可能使最终的卡路里计数与你被建议的摄入量相匹配。

要理解卡路里与我们的关系不妨想想加入汽车的汽油。想象一下，在每周进行 200 英里[①]的旅程之前，你的车和你的身体一样没有燃料。你查一查平均每辆车在这样长度的行程中会消耗多少燃料，然后去你的车库给你的车加满油。你希望用平均的速度和平均的燃油率驾驶着一辆普通的车，你加的油不会被用完。但是，如果你算错了且加多了油，多余的油就会储存到储备油箱里（就像脂肪细胞一样），你也许不知道这让你的车在慢慢变重、效率变低。现在想象加油站有许多可供选择的不同燃料，这让你很难知道哪款燃料最适合你的发动机。

卡路里最大的问题不在于测量，在让我们搞清楚吃芹菜还是土豆所获得的相对能量方面，计算卡路里确实满足了这一简陋目的，但问题是这也给了我们关于安全与精确的错觉。卡路里的使

---

① 1 英里约合 1.61 千米。——编者注

用对饮食行业已然是个重大利好，使得"低热量"食物和零食的销量直线飙升，销售部门忙得不可开交，而卫生监管部门也可以向政府量化报告他们的积极成绩。但是卡路里对普通消费者而言就是一场灾难。我们都被愚弄了，认为食物是可以通过勺子来将我们准确喂饱的，被骗着吃下并不会消除饥饿感的所谓低热量食物，其实不过是将真正的食物用毫无营养的化学物质稀释了。我们不是有燃料表的汽车，我们远比汽车要复杂，我们不应该根据一些普遍的、武断的且经常是不准确的数字来决定吃什么，我们需要了解自己独特的身体及其真正的需求。

第 4 章　　脂肪大辩论

💡 迷思　│　饱和脂肪是导致心脏病的主因

大约 20 年前，我被有力的证据彻底说服了，使得我从吃黄油转变为吃大概是用意大利橄榄油做的低脂酱料。我妻子也是一名医生，但她成长在一个不同的饮食文化（法国－比利时）[①]中，因此她并不打算因为几篇医学论文就改变她从祖先那里传承下来的饮食习惯。我们的意见和而不同，所以家里的冰箱还是存放着黄油和人造奶油。大约 5 年前，世界各地出现了一些异音，开始质疑不让人们吃黄油的说法是否明智。不过就像时常发生的一样，这些异音也遭到强烈抵制。在 2018 年，100 多名愤怒的学者联名致信《英国医学杂志》的编辑，批评他们支持食用黄油的立场，让声称"饱和脂肪对心脏的影响是被严重夸大的、我们已经被误

[①]"法国－比利时"饮食习惯：大都爱吃奶酪；在肉食方面，爱吃牛肉、猪肉、鸡肉、鱼子酱、鹅肝等。——译者注

导"这样"带有偏见"的社论公之于众。学者们还对社论中关于"他汀类药物（即降低胆固醇药物）缺乏益处"的一些极端说法感到气愤。但反证也随之而来。[1]之后报纸上指责社论作者是"宗教原教旨主义"的文章激化了一场本应该理智的科学辩论，之后这就退化成了一场关于偏见、诚信和信仰的令人不快的骂战。

在这些争论中当然触及一些宗教纷争，这很大程度上取决于谁控制着神圣的营养指导方针。目前英美的营养指导方针很相似，共识领域很少有异议，比如少摄入卡路里、多摄入植物性食品和蔬菜、少吃加工食品、少喝含糖饮料。[2]但是在关于我们是否应该减少饱和脂肪的摄入、如果减少饱和脂肪的摄入用什么替代它这个问题上，人们还缺乏一致意见。

膳食—心脏假说则是这个问题的核心，而且它并不简单。最初的观点始于二十世纪六十年代，它认为食物中的胆固醇是导致心脏病的罪魁祸首，因为食物中胆固醇增加了血液中胆固醇的含量，从而导致动脉淤积。这一观点已被证明是错误的，如今严谨的科学家都不再相信这种说法。这个观点来自有严重漏洞的观察性研究；我们现在知道，我们的肝脏自然地产生了我们体内大部分的胆固醇，而食物中的胆固醇不会在任何程度上改变血液中的胆固醇水平。我们现在认为的许多健康食物都含有大量胆固醇，这些胆固醇对维护我们细胞壁健康和许多核心维生素都必不可少。所有动物和动物制品都含有胆固醇——红肉和白肉、富含脂肪的鱼类、鸡蛋和酸奶都含有大量胆固醇。其中有些食品，比如鸡蛋，可能在世人瞩目的观察性研究中依然会与心脏病联系起来，但其他的食品，如肥美的鱼，被自相矛盾地宣传为具有保护心脏的作用。然而，所有这些说法都证据不足，风险不足为惧。[3] 与此同时，食品市场继续误导性地推销声称可以降低胆固醇的产品。例如，植物甾醇[①] 被添加到许多食品或燕麦片中，但添加到食物中的正常剂量几乎对血液没有影响，而且没有足够的证据表明它可以降低患心脏病的概率。最初的"胆固醇有害论"在二十世纪八十年代前后被"所有脂肪都有害"取代。这个说法主要来源于脂肪的热量密度比同等重量的碳水化合物或蛋白质要高这个事实；还有一种观点认为，脂肪层会堆积在血管中，从而导致心脏病发作。食品产业自始至终都乐于推广低脂食品，用精加工的化学制品和糖来代替昂贵的乳制品，并把它们全都贴上健康的标签。

不管怎样，脂肪并不是一个单一实体——而是一个笼统的范畴，指的是由三种脂肪酸（形成甘油三酯）组成的生命核心，这些脂肪酸构成了我们饮食中98%的脂肪。每一种脂肪酸在连接键的长度和数量上都有巨大的变化，这些不同的连接键改变了脂肪酸的性质，使其或饱和或不饱和，或多或少呈现为固态。这些饱和或不饱和脂肪在植物和动物中可能是相同的，但总是以混合物的形式存在于相同的食物中。例如，一茶匙的橄榄油比一份羊排

---

①植物甾醇，是从玉米、大豆中经过物理提纯而得，可通过降低胆固醇减少心血管病的风险。其广泛应用在食品、医药、化妆品、动物生长剂，特别是在欧洲作为食品添加剂非常普遍，广泛用于食品中以降低人体胆固醇。——译者注

所含的饱和脂肪要多，但这两种食物都含有许多对身体有不同影响的其他脂肪亚型（如单不饱和脂肪和多不饱和脂肪）。我们在肝脏中制造了大部分脂肪，但我们无法从零开始制造必需的多不饱和脂肪，比如我们从饮食中获得的Omega-3脂肪酸。

　　当不同类型的脂肪——不论是好的、坏的，还是令人厌恶的脂肪——结合在一起时，它们被称为总脂肪（total fat）。在二十一世纪的前十年已经有临床试验证明，减少饮食中的总脂肪对健康没有影响；这导致了"所有脂肪都有害"假说在美国慢慢消亡，不过在英国该假说仍然存在。然而，大多数营养学的科学家不愿放弃高脂肪食物有害的想法，因此支持饱和脂肪假说（the saturated-fat hypothesis）。该假说主要基于对西方人口的观察性（和某些遗传性）数据。血液中含有胆固醇的小颗粒被称为LDL（低密度脂蛋白）①，低密度脂蛋白水平与心脏病相关，其含量会随着饮食中饱和脂肪含量的增加而稍微增加，更大的健康粒子也随之增加。这些数据并没有区分脂肪的食物来源，而且直到最近才被认为是可信的。来自贫穷国家、在不同的环境中的大型观察性研究得出了与之相反的结果。在7年多的时间里，来自18个国家的13.5万人作为前瞻性城市与乡村流行病学（Prospective Urban and Rural Epidemiology，PURE）的一部分被跟踪调查；结果显示食用

---

①低密度脂蛋白是一种运载胆固醇进入外周组织细胞的脂蛋白颗粒，当低密度脂蛋白，尤其是氧化修饰的低密度脂蛋白（OX-LDL）过量时，它携带的胆固醇便积存在动脉壁上，久了容易引起动脉硬化。因此低密度脂蛋白被称为"坏的胆固醇"。——译者注

乳制品和高饱和脂肪的人的死亡率低于食用碳水化合物的人。[4]

重要的是，尽管进行了几次尝试，但没有一项研究可以成功地表明从正常或高脂饮食转向低脂或低饱和脂肪饮食可以降低心脏病或死亡率。地中海饮食预防研究（PREDIMED）[①] 将 7000 名西班牙人分成低脂肪和高脂肪两组，进行了大规模试验，明确得出了完全不同的结果：高脂饮食组患心脏疾病和死亡的概率降低了 1/3，尽管这主要是通过总脂肪而不是单纯的饱和脂肪。[5] 虽然这是新的研究而且缺乏令人信服的证据，但指导方针仍然秉持简化理念，认为含有饱和脂肪的食物对所有人都有害。"饱和脂肪的摄入与心脏病有关"这个由美国的观察性研究得出的结论，可能仅仅标志着不健康的生活方式而已，而这种可能性在很大程度上被忽视了。在英国和美国，经常吃煎炸食品被视为不健康的饮食习惯；而在意大利和西班牙，吃含有大量饱和脂肪的油炸海鲜很常见，但通常会搭配沙拉。沙拉中的化学物质可能与脂肪相互作用，产生其他对心脏有保护作用的化学物质（被称为消退素）。[6]

另一种因为饱和脂肪含量而从英雄变恶魔、而后又变回英雄的食物是鸡蛋。鸡蛋含有大约 11% 的脂肪，主要是胆固醇和一些饱和脂肪。单纯基于对大量人口长期观察的研究发现，每天吃一个鸡蛋没有什么大问题；而且美国之外的其他国家的一些研究显示鸡蛋对人体有一定的保护作用。[7] 多数国家不鼓励食用鸡蛋的原

① Prevención con Dieta Mediterránea（PREDIMED）是一个在西班牙进行的、旨在评估"地中海饮食"预防心血管疾病功效的长期营养干预研究。——译者注

因，主要是为了与他们的胆固醇饮食政策保持一致。近期美国改变了饮食建议，称鸡蛋现在可以适量食用，但也同时提到其他高脂食物应该减少，比如肉类。这种不一致可能是由于美国禽蛋委员会的游说。

如果把一些脂肪组类贴上不健康的标签就会出现一个新的问题：许多曾经被认为是健康的食物含有这些脂肪，就需要提供一些切实可行的建议让人们改变他们的饮食习惯。目前的建议是，用淀粉类碳水化合物或不饱和脂肪代替含饱和脂肪的食物。例如，这意味着我们应该把黄油换成低脂酱料（人造奶油的新称谓）。人们迫切想得到简单明了又适用于所有人的信息，如"减少所有饱和脂肪"，但这种心理造成了新问题。这种简化主义的方法忽视了食物的复杂性和质量、饮食模式和个人的食物偏好——它完全忽略了个体差异。[8] 研究思路正在迅速转变，不再仅仅关注食物中的巨量营养素（macronutrients）和卡路里，而是关注油腻食物中数百种相互作用的化学物质和我们体内数万亿的肠道微生物——而后者对我们每个人来说都是独一无二的。

即使忽略了我们的个体差异，独立专家综合来自15个国家的63.5万人的多项研究数据后表示，食用含有大量饱和脂肪的黄油一般来说不会对我们造成任何伤害。[9] 奇怪的是，并没有类似的关于吃流行酱料对健康影响的长期数据，部分原因可能是我们被告知它们所含有的是"健康脂肪"。尽管事实是二十世纪八九十年代，人们被鼓励食用的早期人造奶油对我们大多数人非常有害。

这些早期的人造奶油含有反式脂肪，这些反式脂肪是食品产业通过化学方法使脂肪在室温下变成固体。我们的身体无法应付这些人造产物，人造奶油使心脏病的风险增加了 3 倍，导致了每年大约 25 万美国人死亡。食品推销使得主要的西方国家在观念变革的浪潮到来之前、大约延迟了 10 年才淘汰这些食品。

不幸的是，过去的教训并没有被汲取。引导人们用不饱和脂肪酱料替代乳制品，将会驱使人们消费廉价的精加工食品，其中含有多种添加剂和鲜为人知的新型工业脂肪。在大多数国家，由一种被称为"酯交换"（inter-esterification）的复杂技术所产生的脂肪已经取代了饼干、零食和酱料中的反式脂肪。酯交换是指将脂肪酸在脂肪分子内打乱，使得食品产业将高度饱和脂肪（如硬脂酸和棕榈酸）与不饱和油混合，生产出适用于许多产品的具有熔融性的脂肪。这些脂肪通常被认为是安全的；但随着食品产业对理想组合不断进行的胡乱修补，在没有任何恰当的长期人体试验的情况下，它们正慢慢地被引入我们的许多食品中。

一些加工步骤少、质量高、以蔬菜为基础且含有大量多元不饱和脂肪的涂抹酱，对一些人来说可能是健康的，但在全球范围内，人们对这些信息感到困惑和怀疑且常忽视官方的膳食指导方针。领军市场的企业联合利华（Unilever）最近根据市场趋势卖掉了涂抹酱业务，因为"天然"黄油的销量正在增长，而"人造"低脂酱料的销量却在下降。就算是应该比普通人更了解脂肪和饮食的医生，也没有遵循这些膳食指导方针。在我最近于《英国医学杂志》上发表了一篇评论性文章之后，大约2000名全科医生参与了一项在线调查，回答他们是否遵循英国的指导方针——食用低饱和脂肪的人造奶油而不是黄油；结果83%的人回答了否，因为他们直接忽略了指导方针中的这条建议。

如果我们要改善我们的健康和饮食，有两件事需要做出改变。首先，妖魔化一个主要食物组别（或某类膳食脂肪）的做法是错误的。食品中含有各种不同的饱和脂肪酸、单不饱和脂肪酸和多不饱和脂肪酸，它们的比例各不相同，而且不同的脂肪酸从来不是孤立地存在。这意味着，我们吃掉的食物中的脂肪会对健康产生截然不同的影响，而且它取决于随后消化的、漂浮在我们血管中的脂肪颗粒对人们实际所产生的影响。其次，我们需要彻底舍弃"标准人类"的观念，我们对食物的反应比我们自己想象的更加个体化。2018年由加州斯坦福大学的同事们进行的饮食干预研究因素与治疗成功交互研究（DIETFITS）项目中，对609名超重成年人进行了饮食试验，结果发现，在一年内，低脂高碳水化合物饮食和低碳水化合物高脂肪饮食减肥的人数相当。[10]在高脂肪组中，许多人看到了体重的大幅下降，而另一些人则一点也没减掉。"脂肪对每个人都是有害的"这个假说显然是错误的，而且一种指导方针中对脂肪的建议几乎不可能适用于所有人。

辱骂并把批评指导方针或质疑人口饮食方法的医生和科学家视为宗教狂热分子，这是危险的。仅在去年，我们看到了多年来贯彻的一些主要临床信念被新数据证实为错误，如阿司匹林用于初级心脏病预防，维生素 D 补充剂用于预防骨折，低盐饮食用于预防心力衰竭，Omega-3 补充剂用于辅助治疗糖尿病。所有这些信念现在都被证明是无效的。我们需要的是批评与公开辩论，而不是过时、顽固的指导方针。

谈到我在对待脂肪这个问题上的个人选择，大约 7 年前我就意识到我妻子是正确的，她一贯是正确的。她从来没有对关于黄油的危言耸听反应过度，而我扔掉了一锅多不饱和的蔬菜，上面涂了少量的劣质橄榄油、防腐剂和黄色的食用色素，还有快乐的意大利农民的照片，然后又吃回了美味的老黄油。但吃什么的权利最终还是掌握在你自己手里。

第 5 章　补充剂真的没用

💡 迷思　服用维生素补充剂可以改善我们的
　　　　健康、预防疾病

　　英国已经变成了药物滥用者的国度。有一半的美国人和英国人每天都补充维生素，全球也有大约 10 亿的常规服用者，在维生素被发现的一个世纪后，我们显然仍对它感到着迷。从治疗癌症到预防脱发，从治疗宿醉到提高能量水平，我们被告知维生素无所不能。到 2025 年，我们每年在这些产品上的投入将达到 1930 亿美元，这也使得生产这些产品的公司变得像制药巨头一样富有。富人们甚至可以通过静脉注射（IV）① 的方式来获得每日所需的维生素剂量。

　　我们沉迷于这样一种观点，即在越来越多的食物中，如牛奶、早餐麦片、面包和其他许多精加工食品中添加维生素 D、钙、叶

---

① IV，intravenous injection。——译者注

酸、B 族维生素和铁，会使它们变得"有营养"。这种固化的观点也使得公共卫生部门可以宣称它们正在"自然而合算地"提高国民健康水平而不表现出医疗化。但我们疯狂地高估了补充剂的好处并且低估了它们的风险。几乎没有补充剂被证明有效，甚至越多来越多的证据表明，它们弊大于利。

我们需要在食物中添加额外的维生素和营养素的观点起源于二十世纪三十年代，那时缺乏营养的情况普遍存在。尽管目前的问题已经变成了垃圾食品带来的营养过剩，但这种观点仍然持久不化。认为维生素使食物更健康的思维方式缺乏任何研究的支持，但食品公司利用它使我们认为添加了维生素和矿物质的精加工食品在某种程度上对我们有好处。举例来说，食品公司会强化含糖谷物的推广，比如香甜的粟米片（Frosted Flakes），这使得它们可以合法地提出这类食品是"维生素 D 的良好来源"的健康主张，同时掩盖了一小碗麦片就包含了超过儿童每天所需糖分摄入量的一半的事实。

围绕补充剂的许多困惑和炒作大多源于精明的市场营销、有关补充剂治愈疾病的奇闻逸事，甚至是老奶奶讲的故事。比如，服用维生素 C 可以增强免疫系统的迷思可能来自诺贝尔奖得主莱纳斯·鲍林（Linus Pauling），他在二十世纪六十年代早期提出了服用维生素 C 可以预防普通感冒的假设，尽管许多可靠的研究否定了他的理论。一些研究表明，如果和锌补充剂一起服用，维生素 C 可使感冒症状平均减少6~12 个小时。然而，你或许也可以通过喝一杯橙汁或吃猕猴桃获得类似的好处，只是没有人花钱对此进行适当的研究罢了。[1]

健康、均衡的饮食，包括大量色彩鲜艳的水果和蔬菜、一些鱼、少量的乳制品和高质量的肉类，加上每天晒太阳，应该能为99%的人提供足够的维生素和矿物质。此外，我们的肠道微生物也会产生一些维生素，例如B族维生素、叶酸和维生素K。在过去的10年中，英国人口的水果和蔬菜摄入量几乎没有变化，所有年龄和性别组的摄入量均低于"每天5种蔬果"的建议；与此同时，尽管强有力的证据表明蔬菜水果可以降低罹患疾病的风险，90%的美国人仍然没有达到联邦政府"每天食用4~5杯蔬果"的指导方针。人们认为，因为一些研究表明食用水果、蔬菜和油性鱼类[①]等食物对我们的健康有良好效果，因此，食用这些食物中的一些化学成分作为补充剂将能带来同样的健康益处。我们从大量的临床研究中得知这并不是真的。

我承认我过去经常服用补充剂，包括维生素D和Omega-3鱼油，但6年前我改变了主意。在我写书和发表30余篇关于维生素D和钙的研究论文的过程中，我所研究的这些恰当的、无偏见的项目向我证明了补充剂不仅不起作用，而且在很多情况下它们实际上是有害的。政府和卫生系统助长了对补充剂的大肆宣传，尽管越来越多的证据表明这些宣传与事实恰恰相反。我们似乎忘记

---

①油性鱼类的身体组织和腹腔中含有大量的油（而不像白色鱼类仅在肝脏中含有油），并富含Omega-3脂肪酸，鲭鱼、鲱鱼和金枪鱼都在此列。——译者注

了维生素是包裹在另一个名称下的化学物质。英国政府热衷于巩固许多食物的地位，近期表示维生素 D 对健康有益的证据非常充分，全英国 6000 万人在一年中的一半时间里，应该每天都补充维生素 D。

在美国，与对药物的监管不同，食品药品监督管理局（Food and Drug Administration，FDA）对膳食补充剂的监管非常松懈。这意味着摆在美国药店货架上的成千上万种膳食补充剂的安全性或有效性没有得到评估，甚至连它们的真实成分也不能确定。1991 年，美国提出了一项法令以应对这一日益严重的问题，但食品产业通过一系列鼓吹个人自由的广告，成功游说国会通过了颇具争议的《膳食补充剂法案》①（1994）。这一非同寻常的法案意味着，如果不对在售的 8.5 万种不同的补充剂进行代价昂贵的研究，美国食品药品监督管理局就无法质疑任何补充剂生产公司的数据、内容或声明。这营造了一种"狂热西部"的氛围，什么事都可以去做。在欧洲和澳大拉西亚地区②，这些补充剂不需要经过安全性检查，甚至没有相关的警示标签，包括圣约翰草（St John's wort）③ 这种与许多常用药物相冲突的补充剂。

---

① 该法案的全称为《膳食补充健康与教育法案》（*Dietary Supplement Health and Education Act*），法案规定由美国食品药品监督管理局（FDA）负责膳食补充剂的监管工作，但并没有规定膳食补充剂须进行安全性和有效性测试，因此 FDA 只能在该膳食补充剂被证明不安全时才能采取行动，大大削弱了 FDA 对膳食补充剂的监管权限。——译者注
② 澳大拉西亚（Australasia），一般指大洋洲的一个地区，澳大利亚、新西兰和邻近的太平洋岛屿。——译者注
③ 圣约翰草又名贯叶连翘、贯叶金丝桃，金丝桃科金丝桃属植物，为欧美常见的一种草药。——译者注

世界各地的公司仍然可以自由地发表夸大的或具有误导性的声明。从一开始的家庭手工业发展到现在的全球商务。欧洲对于商品声明的监管可能稍微严格一些，这些公司仍然可以断言它们的产品可以"增加能量"，只要这些产品含有一些被认证的成分（例如微量的锌），而支撑这些论断的研究来自久远的 40 年前。由于维生素的含量较小，大多数药片或胶囊都需要使用膨化剂、防腐剂、其他多种微量化学物质或者由未经检测的废弃物填制而成。复合维生素中往往还有隐藏成分，在一些"复合维生素滋补药"中甚至还发现了被碾碎的"伟哥"（Viagra）或合成代谢类胆固醇[①]。一些研究机构对服用这些不受监管的复合维生素的 50 余万人进行了观察，发现他们更有可能罹患癌症或者心脏病。[2]

维生素 D，亦被称为阳光维生素（sunshine vitamin）[②]，是补充剂领域里的典型代表，并被认为其使用得到了最有力的证据支持。我以学者的身份研究了它 25 年，带领研究团队发现了影响它的基因并写过 20 余篇关于它的科学文章，其中还包括一项面向正

---

①合成代谢类固醇，类似于合成雄性性激素，它们是一类在结构及活性上与人体雄性激素睾酮相似的化学合成衍生物。2017 年 10 月 27 日，根据世界卫生组织国际癌症研究机构公布的致癌物清单初步整理参考，雄激素（合成代谢）类固醇在 2A 类致癌物清单中。——译者注

②人体所需的维生素 D，其中有 90% 都需要依靠晒太阳而获得。肌肤通过获取阳光中的紫外线来制造维生素 D3，身体再把维生素 D3 转化为活性维生素 D，这种类型的维生素有助于倡导对钙、磷的吸收，促进骨骼的形成，因此维生素 D 也被称为"阳光维生素"。——译者注

常绝经妇女的补充剂的安慰剂对照（placebo-controlled）[①] 临床试验。我曾相信它可以预防疾病，我们应该多服用它。维生素 D 最初被分发给维多利亚时代生活在城市中的贫困儿童，用来治疗他们的佝偻病，而现在是成千上万的人用来防止骨折的常规补充剂。我曾经十分确信地向大多数患有骨骼或关节疾病的患者推荐它。它的益处显然不限于骨骼，数百项的观察性研究显示，包括自身免疫性疾病、心脏病、抑郁症和癌症在内的几乎所有具有常见疾病患者的体内，维生素 D 的含量都处于较低水平。[3] 但是现在我改变了我的主张，我认为对于大多数人来说，维生素 D 实际上并不起作用，并且风险大于益处（卧床不起的和少数其他罕见疾患除外，例如患上 MS[②]）。

以上所提到的观察性研究都是有偏颇的，因为这种疾病通常导致了维生素缺乏（deficiency），而不是相反；人们混淆了低血液水平和实际的病症。更重要的是，高质量随机对照试验的结论未能证明补充剂的有效性。近期，一项有史以来最大的关于维生素 D 对预防骨折的益处的临床研究数据表明，来自 23 个国家的超过 50 万人和大约 18.8 万名骨折患者，使用维生素 D 基因作为血液水

---

① 安慰剂对照测试来源于 1955 年由毕厥博士（Henry K. Beecher）提出的"安慰剂效应"，指病人虽然获得的是无效的治疗，但却"预料"或"相信"治疗有效，而让病患症状得到舒缓的现象。由于这个效应的存在，新药必须通过临床的安慰剂对照测试才能获得政府管制机关的认可。测试不单要证明患者对药物有反应，还要与服用安慰剂的对照群组做比照，证明该药物比安慰剂更为有效。——译者注

② MS 指多发性硬化症（multiple sclerosis），是最常见的中枢神经系统免疫疾病，症状可表现为单侧视力受损、肌肉无力、感觉迟钝或协调障碍。——译者注

平的替代物。[4] 无论是维生素 D 或饮用牛奶，还是摄入钙，对骨折的风险变化没有任何影响。

维生素 D 实际上不是维生素[①]，因为我们的身体可以通过晒太阳的方式从皮肤的化学物质中自然合成它。它应该被称为"类固醇激素 D"（steroid hormone D），尽管这可能会使它受欢迎的程度大大降低。它是脂溶性的，这意味着它和维生素 A、维生素 E 和维生素 K 一样，当它被储存在脂肪组织中时，体内的毒性水平就会增加。虽然对补充剂的推荐通常是适量的，但不可避免的是许多人——包括在网上购买高剂量补充剂的人——仍然会过量服用。尽管维生素 D 的毒性很小并可以使得血液中钙含量变高，但它仍然会对心脏、肾脏和大脑造成严重的影响，这种影响可以持续数月。在过去几年里，中毒的发生率一直在增加，而且看来还会继续增加，因为网络销售以及人们食用强化食品。[5] 除了流行的信念和市场营销手段，每天晒 15 分钟太阳，或吃鲑鱼一类的油性鱼类，或食用一小把富含维生素 D 的蘑菇，都可以获得足够的维生素 D。

美国以及紧随其后的英国和澳大利亚这些国家，在牛奶、奶酪、酸奶、早餐麦片甚至是水中，都会常规性地添加维生素 D、铁、钙和叶酸。你很难避开这些物质，而过量服用正在变得越来

---

①维生素通常是一系列有机化合物的统称，是生物体生存所需要的微量营养成分，一般无法由生物体自己生产，需要通过饮食等手段获得。作者据此认为维生素 D 严格来说并不是维生素。——译者注

越普遍。铁过量在美国正在成为一个问题，它被常规性地添加在很多食品中，包括意大利面和谷物食品，通常是单质铁（铁屑）这种低质量的产品。备孕的妇女补充叶酸是近年来最成功的维生素补充剂的故事之一，这一举措将出生缺陷率降低了约70%，而这促使很多国家将叶酸添加到每个人的食物中。法国认为这其中可能存在着风险，一直在抵制这一趋势，并且直到今天仍旧不允许不加选择地对膳食添加补充剂。越来越多的证据表明法国人可能是对的，并且这种高水平的叶酸可能会导致健康问题并提高罹患癌症的风险。许多维生素有益治疗的作用很小，当其处于食物中时剂量是很容易把控的，但其作为化学物质添加时就很难把控了。人们通常认为维生素的生产是在天然的、以有机食品为主的家庭手工业中完成的，但它们大多是在大型工厂里合成制造的。前百位的维生素品牌由14家全球企业拥有，包括雀巢、宝洁和拜耳。

在一些试验中证实了过量服用维生素D补充剂和增加骨质疏松、跌倒和骨折风险相关。[6]与此同时，在试验和基因研究中也发现，钙补充剂的服用与心脏病和中风风险的增加有关，这可能是由于钙离子会堵塞和破坏主要动脉。[7]我们的身体不能像处理和吸收天然食物一样，处理大量在我们肠道内堆积的化学添加剂。

可以说，目前最流行的是蛋白质补充剂和高强度水溶性维生素，当摄入量超过我们的营养需求量时，它们就会被排出体外，这意味着多余的剂量最终排进了厕所。蛋白质补充剂是价值160亿美元的运动营养领域的重量级产品，据报道，2016年，多达 40% 的美国人和 25% 的英国人都在服用它。西方国家的大多数健康人远不缺乏蛋白质，反而超出了指导方针推荐的每日所需量，但市场营销告诉我们情况并非如此。食品产业跟上了时代风潮，在巧克力或格兰诺拉燕麦卷中额外添加几克蛋白质，便可宣称它们以前富含卡路里的高能量产品现在是"高蛋白质"的、可以被放进健身包的完美零食。

众所周知，蛋白质补充剂有助于强健二头肌、使身体变得更结实，这也是以百倍的加价出售粉状或饮料形式的蛋白质补充剂的基础。但是，尽管力量型运动员的每日蛋白质需求量高于我们这些成天躺在沙发上的电视迷的平均水平，这一差距却小至 50 克左右，每天只需要吃一点鸡胸肉或一罐烤豆子就可以弥补。植物蛋白和动物蛋白在增强肌肉方面没有区别，因此牛排和鸡蛋的饮食餐是没有必要的。包括一些由食品餐饮行业赞助的小型研究在内的许多研究表明，蛋白质零食和饮料可以在停止运动后的 45 分钟之内帮助肌肉进行恢复。现在许多专业研究表明没有什么可以比得上在运动前食用蛋白质。[8] 因此你可以不买昂贵的补充剂，而是在去健身房或回来的路上用一杯牛奶或少量坚果就能获得同样的效果。

虽然摄入高水平的蛋白质不再被认为对肾脏有害，但许多受欢迎的补充剂品牌都含有大量未经适当测试的添加剂、化学物质和调味剂。[9] 如果你通常选择在锻炼后食用乳清蛋白或大豆蛋白粉，你最好还是在家选择一些天然的高蛋白食物，比如奶昔和炒一些高蛋白的蔬菜。除非你是一名职业运动员，否则如果你每天吃一些富含蛋白质的食物，几乎会超出你增加的蛋白质需求。

为什么这么多人认为高剂量的补充剂一定会优于实际的食物呢？就拿无比普通的西红柿来说，其自身含有丰富的番茄红素，这是一种强大的、与降低心脏病风险相关的抗氧化剂，然而许多人还是在网上购买高剂量的番茄红素补充剂来替代。对 30 多项研究的回顾表明，这些人很可能是在浪费钱。真正的西红柿可能因为其含有的数百种其他化学物质而效果更好。在针对花椰菜等其他蔬菜上也有类似的研究。[10]

一些补充剂已经在大规模试验中被证明实际上增加了患病风险。例如，2014 年的一项大型试验表明，维生素 E 和硒补充剂对前列腺癌发病率的确有影响。[11] 多年来，我和其他许多人一样，认为含有 Omega-3 脂肪酸的油性鱼类胶囊对我们是有益的。它们被标记为治疗关节炎、心脏病和痴呆症的万灵药。一些组织，比如美国心脏协会（American Heart Association）进一步强化了这一观点，该组织认为冠心病患者可能需要通过补充剂来提高他们 Omega-3 的摄入量，这是一个因为天真、赞助、广告以及期待通过简单的解决方案来赋权个体患病者的决定。美国人每年在鱼油补充剂上的花费超过 10 亿美元。然而，最新的一项综合了 11.2 万人的 79 个随机试验的综述表明，服用长链 Omega-3（鱼油、EPA 或 DHA）补充剂既不会有利于心脏健康，也不能降低由各种原因引起的中风或死亡风险。[12] 2019 年一项针对 2.5 万名美国人的大型试验发现，鱼油在预防心脏疾病和癌症方面没有任何益处。[13] 其他大量的试验已经表明鱼油不能预防失明、阿尔茨海默病或前列腺癌。诸如 Omega-9 补充剂之类的衍生品是另一个大规模欺诈，向我们兜售几乎每种食品中已经含有的非必需脂肪。我们的无知使我们变得脆弱。

不管政府、公共健康部门和食品公司告诉我们什么，健康人是不需要补充剂的。相反，我们只需要每天吃各种品类的新鲜食物，并晒晒太阳。对于 99% 的人来说，这将提供你所需的所有健康维生素和矿物质。

如果在阅读完本书后你确实决定继续服用补充剂，请确保你明确知道你服用的是什么以及服用了多少，因为服用这些化学品的剂量过高会对健康产生不利影响。请记住在对普通人展开的适当的随机试验中，几乎没有任何维生素或矿物质补充剂显示出对人类有益，甚至越来越多地被证明其有造成危害的风险。[14] 如果这些化学品不是因为被称为补充剂而得到保护的话，它们本应该被禁止。食品制造商每年都在扩大加工食品的生产，仅仅是因为它们看到了廉价原料辅以健康标签的宣传带来的商机。

我们追赶这些时尚潮流是因为我们想要一个快速修复和奇迹般的健康促进方法，每天服用维生素和矿物质补充剂似乎是完美的解决方案。每个人都很喜欢感到"他们在为自己做一些好事"。但是狂吞药丸并不能拯救不合理的饮食，补充剂背后所谓的"科学道理"站不住脚。

第 6 章 | 苦乐参半的隐藏议题

💡 迷 思 : 无糖食品和饮料是安全的减肥方式

随着食糖征税刺痛全球以及公众对高糖饮料不健康的认知持续上涨，人们转而接受人工增甜食品和饮料的程度也有所增加。尽管大部分国家的政府指导方针支持饮用纯净水，但是人工甜味软饮料（在行业中称作阿斯巴甜，ASBs）也被认为是一种合适的替代品。事实上，这些近乎零卡路里的饮料意味着它们常常被冠以"无糖饮料"（diet sodas）的称号，健康机构也乐于通过暗示这些饮料的安全性和对减肥的益处来支持这种说法。同样，随着健康机构强调不惜一切代价减少卡路里的摄入，消费者正被引导着接受那些低卡路里的精加工食品或含有人工甜味化学剂而不是蔗糖的甜点。

根据不同国家的不同标准，一听可口可乐、百事可乐、雪碧或芬达大约含有 8～12 茶匙的糖，提供大约 140 "没营养"（empty）

的卡路里。对于那些每天喝两罐此类汽水的人来说，其提供的能量相当于每日推荐卡路里（能量）摄入总量的10%。2013年，美国苏打水的人均产量约为160升，相当于大概每人每天喝一罐。英国的汽水人均产量大约是这个数字的一半，但即便如此，分配给每个居民的数量仍超过81升。考虑到这些饮料对糖和卡路里的大量消耗，人们转而认为零卡饮料应该有利减重和减少健康问题的想法确实是符合逻辑的。这也是如此多民众（1/3的英国人和1/4的美国人）转变自己饮食方式的其中一个原因。

但是人工增甜（阿斯巴甜糖）饮料果真比常规含糖饮料好吗？2019年一项汇总研究整体分析了56项研究成果，其中的17项为随机对照试验，这次汇总分析发现，多数研究的规模太小且质量欠佳。但当把这些数据进行整合，调整它们的规模和质量，这项研究表明与普通含糖饮料相比，定期饮用含人工甜味剂的饮料对减重没有明显影响。[1] 所以到底是怎么回事？除了不会因此增加蛀牙的数量外，这些不含卡路里的无效物质怎么就比含糖饮料好呢？

世界上最常见的甜味剂是三氯蔗糖和阿斯巴甜，它们经常和一种名为磷酸酶（AceK）的化学物质结合使用。如今市场上销售的软饮料中超过1/3都添加了这些化学物质，还有很多其他加工产品也含有这些物质，比如酸奶和低糖"健康"食品，像口香糖、饼干、维生素、药品和牙膏等。人工甜味剂可以更便宜、更有效地生产大量的各种精加工食品，延长食品的保质期，让我们的食物更甜。三氯蔗糖和阿斯巴甜的甜度是普通蔗糖的200~600倍，并且它们和普通蔗糖混合使用正在广泛应用于加工食品和甜食中。[2]儿童经常接触人工甜味剂，这可能会鼓励他们吃更甜的食物，这种习惯会让他们在成年后对甜味剂轻度上瘾且一直保持这个习惯。企业使用人工甜味剂不仅仅是为了降低卡路里，更是以此来策略性地改变消费者的行为。当加入人工甜味剂后，香烟、小雪茄和新的无烟烟草会更流行和引人上瘾。这种在烟草产业持续了几十年的成瘾实践，同样运用在了食品产业中。在消费者市场中定位未来客户是一件极其重要的事情，对食品产业而言，儿童就是他们的核心客户群。

自二十世纪七十年代起，消费者一直担心人工甜味剂会引发癌症。这种担忧是从早期的化学甜味剂糖精开始的。糖精最早是在一百多年前由煤焦油和甜蜜素制成的，而煤焦油和甜蜜素会导致实验鼠患上膀胱癌。但这些研究从未被完全复制，糖精也从未被证明对人类致癌是一个真实的问题。试验鼠每天要摄取相当于几百罐的减肥饮料才能显示出效果。起初，饮料厂商对人们关注这个焦点问题感到十分烦恼，但是很快他们就找到了那些可以证明是"不致癌的"替代的解决办法。从来没有任何有力的证据能够表明癌症和甜味剂之间是有关联的，尽管这些忧虑一直困扰着消费者，事实证明替代方案对食品产业起到了有益的分散注意力的作用。安全监管机构关注的是是否有新的甜味剂让实验鼠患上罕见的癌症，研究通常表明不会出现这种情况。这意味着人工化学物质与其他主要的健康问题（如糖尿病或肥胖症）的关联被忽视或淡化了。

这种分散注意力和放烟幕弹的方式被强大的饮料产业推崇，它们扭曲和操控了营养研究者和专家的观点。最近泄露的电子邮件披露了用于影响舆论的资金规模，揭露了可口可乐公司美国总部仅在2010—2017年就花费了1.4亿美元用于科研人员的研究补助。可口可乐和百事可乐公司甚至将更多的钱用于美国95家健康机构，其中16家是医疗机构。[3]这确保学者们一直处于分心和忙碌状态，撰写报告表明饮料公司的糖或者含有人工甜味剂的产品都是安全的，导致肥胖的重要原因是缺乏运动和锻炼，而不是这些无害的无糖饮料。2015年，《英国医学杂志》发表了一份在英国进行的调查报告，披露了一个类似的由制糖业向营养领域的关键决策者提供资助的网络。[4]这种由公司赞助科学研究的做法在许多国家都十分普遍，通过这些"赠款"输送的资金金额是巨大的，相比之下，大多数营养部门从标准的政府慈善基金获得的数额很小。

没什么值得大惊小怪的，当时许多专业学者参与这些小型研究来维持他们的职业生涯。由饮料产业资助的食品和饮料学术研究对赞助商有利的结果是独立研究的20倍。饮料产业同样支持"独立"机构进行的数据汇总，只要这些机构能以适当的费用提供饮料产业所需的结果即可。在有关人工甜味剂的超过400项研究中，至少30%的研究都是由饮料产业所资助的。尽管有一些例外，但这些研究往往规模不大，而且主要是在啮齿类动物身上进行的，这样的研究增加了人们的困惑。

这些只是诸多影响中的冰山一角。作为饮料产业最大和最有利可图的市场，墨西哥和南美洲的风险甚至更大。反糖活动家已经被雇用的暴徒恐吓过，政客被说服在最后一刻放弃立法，以此换取制糖产业的承诺，为他们下次竞选提供资金。饮料产业的这种过度影响，有时波及了整个国家，研究人员、监管者，可能还有记者。这也就解释了为什么我们花了这么长时间才知道人工甜味剂在控制体重方面与普通碳酸饮料或苏打水相比没有任何作用，为什么没有人反对它们仍然被称为减肥饮料。

那么，如果人工甜味剂的热量可以忽略不计，为何它们不能起到应有的减肥作用呢？饮料产业告诉我们这些人造的分子愚弄了我们的味蕾，它们复制了普通糖的效果，却不会让我们摄取卡路里，也不会改变我们的新陈代谢，就像隐性忍者一样穿过了我们的身体。但如果这仅仅是一个谎言呢？我戴着一个连续血糖监测仪参与了几次饮食试验，我用几袋甜得让人恶心的三氯蔗糖和水给自己做了一杯饮料，我就像被灌了糖浆一样。我检测了我的血糖水平，在2/3的情况下，在我喝完三氯蔗糖水30分钟后，我的血糖增长了30%~40%，随后血糖又会恢复正常。在其中的一次试验中，我在一个严密监控环境的代谢室里，30分钟后血糖短暂地升高是明显不应该发生的。很显然，三氯蔗糖不仅欺骗了我的大脑和味蕾，也影响了我的肠道。

有两项研究为我们阐明了这种现象可能的机制：一项研究考

察了对大脑的影响，另一项关注了对肠道的影响。首先是在2017年所开展的一项试验，拥有平均体重的15名受试者在几天之内被喂下5种不同的饮料，他们躺在特殊的头部扫描仪上，通过激活活跃区域来测量他们的脑部活动。这些功能性的大脑扫描仪有点像测谎仪，是为了避免可能出现的偏差。这5种饮料是不同的甜味和卡路里的化学混合物，但受试者无法将它们分辨出来。[5]研究人员发现，与真正含有卡路里的饮料相比，当饮用含有甜味剂三氯蔗糖（也就是零卡或低卡）的甜饮料时，大脑奖赏中枢会更活跃。研究人员推测，对甜味的感知和卡路里缺乏之间的不匹配扰乱了我们的大脑，它向我们的身体发出了错误的代谢信息。当大脑发现受到了欺骗，预期的能量并未获得，于是便试图通过存储脂肪或者减少活动来收回这些能量。事实上，我们并不确定这一切。这些化学物质都在以不同的方式起作用，所以它们的影响将会更加复杂。[6]

第二个重要研究是2014年在以色列进行的，该研究探究了肠道微生物是否在肥胖和糖尿病中起到了潜在的副作用。首先研究人员对实验鼠使用了一系列人工甜味剂，以此测试其对实验鼠肠道微生物的影响。试验结果表明，几乎所有的常用人工甜味剂（三氯蔗糖、阿斯巴甜和糖精）都改变了实验鼠体内的微生物组成，并导致了其血糖不正常。当这些微生物从喂食甜味剂的实验鼠身上移植到无菌实验鼠的身上时，这些经过改造的微生物会提高新宿主的血糖水平。当使用抗生素杀死部分细菌时，高得异常的血糖水平被消除了，这表明微生物是导致血糖峰值效应的关键因素。7 名人类受试者随后食用了糖精，其中的 4 人达到葡萄糖峰值，另外的 3 人则没有反应。然后将有反应的那些人类受试者的微生物移植到无菌实验鼠身上，发现了同样的血液反应。这表明，这种葡萄糖的变化是随机的，并不是必然的。[7] 对三氯蔗糖、糖精和木糖醇的试验数据是一致的，近期有很多研究都得出了和上述相类似的结论。尽管大部分试验对象是实验鼠，所以人们对合适的剂量和质量方面是有所质疑的。[8] 猪和人有更多的相似性，饲养者会使用例如糖精等人工甜味剂来改变小猪的肠道微生物环境，以助其快速生长。[9] 尽管让幼猪快速增肥对农场主来说讲得通，但对人类而言却不尽然。可以理解的是，饮料产业非常关注人造甜味剂和微生物组的这一新研究，同时它们也关注宣传和科学研究的负面动向。

尽管到目前为止，我们有关人类的数据还十分有限，但是作为 PREDICT 研究的一部分，我们正在搜集更多的数据，比如让双胞胎接受小袋的三氯蔗糖和阿斯巴甜的测试。[10] 可能是我们体内微生物并不相同，所以看起来我们对这些化学物质的反应是高度个人化的。截至目前，约有 1/6 的人在检测之后出现了清晰但无法解释的葡萄糖峰值，而大多数人出现了细微的变化或根本没有发生变化。当我在食用阿斯巴甜或人工甜味剂时，我没有发现明显的葡萄糖信号，但是这些化学品可能对我的身体有其他影响，只是我无法直接测量出来而已。

　　这些只能在实验室里制造出的化学物质，大多数都是科学家的偶然发现，他们舔舔手指，尝到了一个甜蜜的惊喜。这些化学物质也有很大的不同，其中有像三氯蔗糖不被血液吸收只停留在肠道里的，也有像阿斯巴甜能被快速吸收到血液中的。2019 年一项对 154 人进行的为期 12 周的研究发现，最常见的甜味剂对体重的影响各不相同，糖精的效果和蔗糖很接近，阿斯巴甜有轻微的增重作用，三氯蔗糖有轻微的减重益处，但每个人对每种化学物质的反应可能有明显的不同。[11] 如果这些人造化学物质是苦的而不是甜的，我们可能对待它们就像对待毒物一样，而在它们染指我们的食品供应之前，需要进行许多强大的临床试验。

　　因此，尽管饮料产业否认，但是所有证据都表明，人工甜味剂远非惰性的，它绝不是饮料或其他加工食品中健康的糖类替代物。虽然在通常情况下，人与人之间可能会有很大的差异，但平均而言，人工甜味剂会让你增重。因为当它们介入你的新陈代谢和胰岛素系统时，它们也会增加你患糖尿病的风险。令人担忧的是，许多人工甜味剂要么混入多元醇，如木糖醇、甘露醇和异麦芽酮糖醇等糖类中，要么与它们一起使用。这些混合糖不如普通的糖（蔗糖）甜，但是含有相对较低的卡路里。这种我们身体之前没有遇到过的人工化学混合物质，其复杂性的增加，将会使我们的身体和肠道微生物更加混乱，潜在地改变我们正常的代谢和行为。

　　糖最初来源于植物，所以我们能不能跳过这些试验室发明的化学物质转而寻找一种天然的替代品呢？甜叶菊，一种衍生于南美洲植物的新型甜化剂，已经被大量地描绘为"健康"饮料产业的救世主。甜叶菊尝起来的甜味是普通蔗糖的 300 倍，并且 2008 年美国通过了其安全性。可口可乐便在其"化学"饮料中推出了一款"天然"版本，并将它命名为"可口生活"。不幸的是，由于消费者抱怨其甘草的气味和苦涩的回味，这款饮料最终不得不下线。这主要是由于它同时刺激了甜味和苦味的神经末梢，给很多人带来了不愉快的感觉。一个可能的解决方案是将它与低糖饮料混合以避免其苦涩的回味，同时保持了低热量。另一个方案是只使用这种植物的甜味而非其苦味的化学物质。但是，如果只使用甜叶菊甜菊糖的这一部分而放弃其他部分，那么生产足够多的甜菊糖的成本是非常高的。有创业精神的公司现在正在用酒精和酵母在大桶里发酵甜叶菊，让微生物生产出大量甜的、更加稀有的化学物质（Reb M），以此来避免它令人讨厌的余味。[12]

发酵或者改良的甜叶菊可能是人工甜味剂的"圣杯"，但和往常一样，这可能是一个陷阱。我所知道的一项关于人类的研究显示，食用甜叶菊 12 周后体重会略有增加，不过比食用阿斯巴甜后增重的人要少。[13]甜叶菊有一些抑菌作用，用来防止各种病原体，如生长在食物上的李斯特菌和沙门氏菌可能是有效的，但也可能同时损害我们有益的肠道微生物。[14]虽然还没有证据表明它会在实验鼠身上引发癌症，但是也没有展开适当的人体肠道研究。随着反糖压力的增长，甜菊糖不久将会被添加到几乎每一类含糖的精加工食品之中，所以对这一领域的投资正在蓬勃发展也就不足为奇了。甜叶菊可能是一种天然植物，但是铁杉也是。对它仍然需要仔细地测试，然后我们才能放心地、安全地用它来替换那些"有毒"的糖，而不会犯与其他甜味剂和添加剂相同的错误，在毫无戒心的公众中助长了肥胖的流行。

虽然一周一次偶尔接触无糖饮料中的化学甜味剂不太可能有长期影响，但是许多喜欢这种味道的人通常每天都会喝两罐甚至是更多。事实上，一些低糖饮料上瘾者每天都会喝多达20罐。即使你避免摄入人工甜味剂，你也可能在不知道这些化学添加剂已经被广泛使用在低卡的即食餐、蛋糕、饼干、水果酸奶和甜点的情况下而消费了它们。我甚至发现自己在骑完自行车后喝的一种微甜的运动饮料，其实是将三氯蔗糖和真正的蔗糖混合起来的，而这在饮料正面的标签中并没有任何提示。既然我们已经被含有这些潜在有害的化学物质的加工食品和饮料包围，我们应该比现在更加严肃地对待它们。应该从禁止使用"节食"（diet）或"低卡"等词语开始，因为这些营销术语忽视了新科学提出的建议，即这些人工增甜的饮料和食物会哄骗你踏入增重的陷阱。[15]

第7章 | 真相不在食品标签上

💡 **迷思** 　食品标签会帮助我们做出更加健康的选择

　　食品标签本应推动我们做出更加健康的选择，但仅有 1/3 的美国人经常关注它，以及不到 1/4 的英国人为它而烦恼。二十世纪七十年代，一些为有"特殊饮食需求"的病人准备的食品上出现了卡路里或钠含量的内容，从此食品标签开始出现在包装袋上。当时，人们一般在家里用基本的配料准备食物，这意味着人们对于营养信息几乎没有需求。如今，大约 40% 的美国人每天都在吃快餐，其中 1/5 的食物是在车里吃的，而在英国，有一半以上被购买的食品属于精加工食品。我们依赖方便食品，与此同时我们对饮食和健康的兴趣也莫名其妙地增加了，这导致了我们对营养信息的需求。2015 年一项针对 3 万人的全球健康与幸福状况调查发现，88% 的受访者表示他们准备为"更健康"的产品增加消费预算，包括功能性食品、非转基因（GMO-free）和"纯天然"（all natural）的产品。然而，食品产业却暗中操纵了科学和营养信息，使得精加工食品表面上看起来更加健康。

显然，食品标签并没有改善我们的健康，因为肥胖症和糖尿病水平在发达国家持续上升。支持使用食品标签的高质量研究（如果有的话）很少，而且现有的大多数研究要么质量低劣，要么就是由于食品和饮料产业的赞助而存在偏见。尽管我强烈支持当涉及食品的配料和来源时食品标签应该更好、更透明，但专业测评显示，现在食品标签上的信息太多，给消费者造成了困惑与负担。[1] 食品产业抓住了我们对营养信息的兴趣，很快，如"饱和脂肪酸含量极低"之类模棱两可的声明就出现在了食品标签和营销活动中。今天，几乎所有的食品都可以自称为"纯天然"或者"超级食品"（superfoods），因为这些词没有明确的定义或者规则，是理想的营销手段。例如，像枸杞这样的"天然超级食品"，尽管和不起眼的草莓有着相似的性能，但售价却是后者的 10 倍。

家乐氏是第一批合法"操控"这一话术系统的大型食品公司之一。家乐氏联合了美国国家癌症研究所（National Cancer Institute，NCI），于 1984 年在谷物包装的背面做广告，宣传玉米片是一种高纤维的谷物早餐，能够降低患某些癌症的风险。他们的活动没有受到美国食品药品监督管理局的阻碍，这为世界各地的其他公司纷纷效仿铺平了道路。[2] 如今，尽管市场监管略有改善，但我们仍然在被误导。例如，大多数的谷物棒（cereal bar）公司都会把糖分高的饼干称为"高纤维"产品去售卖，每 20 克的谷物棒含有 1.2 克的纤维（指导方针推荐的每日摄入量是 30 克）；你可以说一条面包是"天然酵母面包"（healthy sourdough），即使它只含有不到 1% 的酵母粉；而一块高糖巧克力棒只要含有 20% 的蛋白质就可以被标记为"高蛋白"食品。这些令人痛心的低门槛指南使食品产业在没有增加任何实质健康益处的情况下便获利了。

另一个众所周知的伎俩是"晕轮效应"（halo effect）[①]，它们在营养标签中声称某产品是"钙的来源"，欺骗消费者认为该产品是健康的，从而忽视其中所含的高饱和脂肪酸、糖或盐。它们想让你相信标明了"作为钙来源"的奶昔是健康的，尽管事实上它含有大量的糖分，并且你可能并不需要补钙。许多消费者查看标签检查产品中的食品添加剂和其他被认为是"致命"的化学物质，比如那些带有"E"符号的物质，但制造商仅仅给这些添加剂起了更加自然的名字，比如胡萝卜提取物或者迷迭香提取物，让它们听起来更有吸引力，其实这些物质经过了同样的提炼和加工。数字分类系统（the E number classification system）仅仅是一种监管和识别700 多种食品添加剂的简单方法，这些食品添加剂通过了欧洲食品标准的安全检测。大量的日常食品也有一个 E 编号，例如 E160c是辣椒粉，E100 是姜黄。改良淀粉（modified starch）在大部分的加工食品的配料表中以一个更友好的名字普遍存在，很少有人知道它有复杂的结构和特性，能将不同食物结合在一起，是用酸和

---

①晕轮效应又称"成见效应""光圈效应""日晕效应"，指在人际知觉中所形成的以点概面或以偏概全的主观印象。——译者注

糖在高度复杂的化学过程中制成的。那些在包装袋前面自夸为健康的食品往往是最不健康的，但对这种情况的监管少之又少。许多标签假装该食品来自那些听起来很家常的当地农场，不过那纯属是虚构。基本上，你永远不可以相信食品标签。

在美国，食品药品监督管理局有关食品标签的规定 30 年没有变过，尽管科学界的观点已经发生了变化。该机构建议使用一种新的标签，使产品中所含卡路里数值能更加醒目和清晰，但没有任何证据表明它将对消费者有所帮助。标签上也会继续列出产品中的胆固醇含量，尽管现在人们普遍认为食品中的胆固醇对健康几乎没有影响。[3] 标签上还列出了每日膳食所提供的营养素百分比，该百分比是基于一种每日饮食摄入量 2000 卡路里的不切实际的标准，但美国人均消耗量已近 2 倍（3600 卡路里）。[4] 英国对食品标签的监管甚至更少，这要源于技巧娴熟的游说，包装背面的食品营养信息的强制性实施直到 2016 年才开始。标签必须包含欧盟规定的特定信息，包括食品名称、是否含有常见的食物过敏源、重量或容量、配料表、日期和存储条件、说明的编制以及制造商的详细信息。由于一些不为人知的原因，酒精饮料被免除在外，新鲜制作的产品也同样如此，包括在现场重新加热的面包。任何化学含量低于 0.1% 的食品也被免除在外——无论它多么有影响力和受关注。在我们不稳定的未来，谁知道标签还会变成什么样呢？

2013 年，欧洲引入了可选择的"食品包装正面标签系统"，大约有一半的国家采用了该系统的某些内容，但没有统一的标准。[5]

如果要有一个统一标准的话，它必须包括 100 克 / 毫升的卡路里含量，产品的某些特定部分，如脂肪、饱和脂肪、糖和盐的总含量，每种营养素的分配规格信息以及每种营养素的参考摄入量百分比。它们还被要求使用一种颜色编码的"交通灯标签系统"，它可以帮助你一眼看出食品中是否含有高（红色）、中（黄褐色）或低（绿色）含量的脂肪、饱和脂肪、糖和盐。但指导方针含糊其词地说我们应该主要挑选绿色和黄褐色，少选红色，但是红色并不表明你不可以吃那种食品。它们建议你"要留意多久选择一次这些食品"，但并没有界定"多久"（how often）和"多少"（how much）。尽管如此，英国公共卫生部仍自豪地宣称它们的标签信息支持消费者做出更健康的选择。使用这种有着高度缺陷的系统意味着希腊酸奶、奶酪、橄榄油调味品和坚果都需要加以限制或者规避，因为它们的主要成分属于黄褐色类和红色类，尽管它们分别被证明是健康的，也是世界上最健康的饮食模式之一——地中海式饮食法的组成部分。[6]

澳大利亚使用了一个更随意、更简单的"包装正面健康星级评分系统"，它以 0.5~5 星级的标准来评定食品的整体健康水平，这是基于食品的积极和消极方面进行总体评分的一种算法。食品生产商和零售商要对算法的精确使用负责，因为它可以被操纵，使其产品看起来更健康。但即使是这种"简明"的评分系统也会迷惑消费者，与更基本的"颜色编码系统"——如法国的营养评分系统相比。[7]或许我们应该向智利学习，那里 1/4 的在校生被归类为肥胖。2016年，智利政府推出了一套非常简单的垃圾食品监管系统，在所有精加工、不健康和含糖的食品包装袋的前面，都会有一个黑色的警告标志。这是一种使消费者区分健康和不健康食品的简单而直接的方法。这些产品既不能在学校售卖或推广，也不能向14岁以下的儿童做广告。早期迹象表明，这正积极地改变母亲为孩子购买的食品。但食品产业并不认同这种说法，它们认为这些包装袋上的咄咄逼人的警告太过严厉，削弱了消费者对食品选择的控制权。然而调查结果显示，88%的消费者赞同且认为包装正面标签的警告有助于增强他们对食品选择的控制，[8] 信息越简明，食品产业对它们的控制就越少，它们越有效。

政府支持使用食品标签作为一种"软性"方式，在不危及食品产业赚钱机会的前提下教育公众健康饮食，而且食品产业争辩称它们的产品信息是"透明的"。各国政府认为食品标签在过时的、简单化的条件下发挥着作用，即告知人们一个甜甜圈的卡路里含量，或一片比萨的脂肪含量，这样我们将会吃得更少。即使水果也含有少量的脂肪，并且所有食物都是常量营养素和微量营养素的混合体，但政府和食品产业仍迫使我们去思考所有东西都是简单和可计量的。这不仅是一门糟糕的科学，而且一再被证明是行不通的。如果你真的想要一个甜甜圈，而且它又便宜又容易买到，我们大多数人可能都会吃它，不管里面含有多少卡路里和多少脂肪。

尽管研究的汇总分析显示，由于标签的原因，卡路里的减少并不显著，[9]一些研究表明标签可能会产生负面影响，它会使消费者无限制地多吃。一项针对美国 2.3 万多名成年人的研究表明，超重和肥胖的人比体重健康的人不仅饮用了更多"低卡"无糖饮料，也吃掉了更多的食物。[10]这可能是因为他们认为自己正在通过减少液体卡路里来保持"健康"，所以下意识地允许自己吃得更多。在美国，连锁餐厅和快餐店被强制要求在菜单上标明卡路里含量，英国政府也在计划将这项徒劳的举措列为它们"儿童肥胖战略"的一部分。脱离食物链确定菜肴里的卡路里含量，就像让一个黑手党经营一个公平的赌场。餐馆按部就班地低估了菜肴里的卡路里含量、操纵了卡路里标签，使其产品看起来更加健康。一项针对 104 家美国连锁餐馆和 25 万顿饭的大型研究显示，随着时间的流逝，消费者所选择的卡路里量只减少了 4%。[11]另一项对纽约快餐店的研究显示，卡路里推荐值实际上导致了卡路里消费量的轻微增加。[12]

　　正如我们所看到的那样，卡路里含量对于确定食品的质量毫无用处。几乎所有的垃圾食品都依赖于糖、盐和廉价的脂肪，再加上添加了化学物质和复杂的加工过程，使其口感更好、保存期更长。为了转移我们对这些成分的注意力，食品公司把它们的产品宣传为"低卡路里"食品。一份标准的坚果含有 147 卡的热量和大量的脂肪，而一块奇巧巧克力（KitKat）含有 106 卡热量，但较低的卡路里并不能使奇巧巧克力成为一个更健康的选择。它是精加工过的，丧失了原材料的标准结构，富含精炼脂肪、糖和很少的纤维。而坚果仍然保留了它的原始结构，富含有益的多不饱和脂肪、大量的纤维以及一些植物性蛋白质。坚果还含有不被吸收的脂肪，并用多酚滋养我们的肠道微生物，提供维生素 E 和镁等微量元素。指导方针简化了科学的难度，并不是所有的卡路里都是一样的，所有的脂肪也不应被一概而论，因为它们当中很多对人体有益。目前的标签都没有考虑到食物的质量、营养价值和食品的多样性或者对我们关键消化器官和微生物菌群的影响。众所周知，纤维有益健康，但大多数国家可以选择是否显示其食品中所含纤维的数量情况，而被认为可以降低我们患病风险的、健康的植物化学物质（多酚）也被忽视了。能量、脂肪、糖和盐的含量通常按"份"（portion）在包装袋上被显示出来，但我们大多数人吃的都是推荐分量的 2 倍。例如，大多数的麦片盒都会列出一个 30 克的小碗的推荐分量，而我们大多数人可能吃 2 倍的用来计算营养素的推荐分量。

那么，对不良食品标签有什么解决方案或矫正方案吗？一种方法是对食物的营养成分进行更全面的评估，就像智利的黑色警告标志系统，也许前包装袋上的警示标签告诉了我们某个食物是如何被加工的或者有多不健康。另一种方法是告知我们的食物在哪里生产、在仓库中放了多久，放弃无用的"此日期前食用"（Use By）和"最佳食用日期"（Best Before），因为它们经常造成食物浪费。如果我们坚持使用标签，那么我们需要坚持一种易于理解的标签格式，例如，列出一整瓶软饮料中含糖是多少茶匙，而不是每 100 毫升中含糖的克数。这样做将引导我们朝着正确的方向前进。与此同时，在我们的政治家采取行动改变这一体系之前，你最好的选择是根据食物的质量和成分的多样性来判断食物，而不是依靠营养标签上的卡路里含量和脂肪克数，或者依靠伪造的健康声明。虽然也有例外，但广义上，配料越少，产品就越不容易被操纵。如果一种食品含有几十种化学物质和添加剂，你可能需要慎重考虑是否要经常吃它；如果有更好的关于食品的公共教育，那我们根本不需要食品标签。

第 8 章	快餐恐惧症

💡 **迷思** 所有加工食品对我们来说都是有害的

2019 年，快餐在全球范围内创造了超过 5700 亿美元的收入，这比大多数国家的经济产量都要高。但加工食品声誉不好，总的来说，这是它们罪有应得。健康饮食指南告诉我们，加工食品通常都是高热量、高脂肪、高糖且缺乏营养的，因此我们需要限制对其的摄入。我们会收到这样的警示：吃太多加工食品会变胖并会引发心脏病和糖尿病。"吃得少而精运动"（The clean-eating movement）认为所有加工食品都是有害的，吃半个汉堡就会抵消一个月纯吃蔬菜饮食所带来的好处。当提及加工食品时，浮现在你脑海中的可能是热狗、汉堡、冷冻比萨、薯条、杯装泡面、零食、甜食，以及含糖或人工添加糖分的饮料。但是要如何看待奶酪、速冻蔬菜以及面包等某种程度上也是经过加工的食品呢？又该如何确定哪种加工食品才是有害的呢？

食品加工可以简单到只是将原材料冷冻、罐装、烘烤及脱水。微波冷冻的意式千层面、超市里便宜的切片白面包和手工酵母面包之间的差别相当明显，所以最近出现了"精加工"（ultra-processed）一词，用来描述经过工业化生产加工的食品。但并非所有添加了配料的食品就是精加工食品。这种混乱让食品行业蓬勃发展，它们沉迷于使消费者难以区分各种加工类型的差别。食品标签上的卡路里、多量营养素和健康信息的复杂性加剧了人们的困惑。为了矫正食品行业的问题，另一种被称为"NOVA"的分类系统被开发出来，这一系统主要根据食品被加工的程度对加工食品进行区分。[1]

NOVA 系统将食物分为四类：第一类是未加工或加工程度极低的食物，如水果、蔬菜、谷物、豆类、鱼、肉、蛋和牛奶，而这类食物应该是人们饮食的基础构成。第二类是能够使第一类食物味道更好、加工过的烹饪原料，例如药草、香料、香醋、大蒜和油类。第三类包括在食物中添加了油、糖、盐等成分，并通过包装进行提升和改进的食品，例如罐装鱼、烟熏肉、奶酪和新鲜面包。这些食品在加工后已经发生了变化，但这并不意味着它们不健康。第四类也是最后一类则是指精加工的食品。这类工业加工食品通常由 5~20 种配料混合而成，这些成分并非完全是食物本身，大部分是从食物中提取出的物质或者是在试验室中合成的物质，主要是为了提升和强化产品的口味。它们会经过例如油炸、高压蒸煮、塑形、碾磨以及用标签中未注明的酶和化学物质进行复杂的多重加工过程。为提升外观或口感让其尽可能地使人上瘾，这类食品通常会添加额外的成分，使人很难做到一口便停嘴。NOVA 的分类标准并不完美，对于它的大部分批评不出所料地主要来自食品加工产业或它们收买的人。

某些精加工食品可能在包装上注明"健康食品""纯天然""有机""低脂"，虽然这些词描述了食品的最初成分，但它们并不指涉食品的制作过程和最终的制作成品。许多食品公司在重新制定配方，在零食的一长串配料中加入一些听上去很"健康"的配料，比如天然植物油、天然调味品、全谷物，好让它们看上去更有营养。但事实上这些食品仍然是经过精加工的，富含糖、脂肪、盐以及一系列不知名的化学物质。在欧洲 19 个国家中，英国消费的精加工食品最多，其购买的食品中有一半是精加工食品。[2] 相比之下，尽管葡萄牙是一个更贫穷的国家，但其购买的食品中仅有 10% 为精加工食品。

不过，英国人的饮食习惯还没有赶上美国人。在美国，近2/3 的食品是经过精加工的，每年美国人花在快餐上的费用超过了2500 亿美元。[3] 许多人完全依靠这些高热量且没营养的食品生存。对此类食品的过度消费与肥胖水平、较低的社会经济地位相关。[4] 这些精加工食品逐渐被当作额外的零食，现在在我们摄入的总能量中占比为 20%～30%。随着零食的常态化，用餐时间和正常的饮食模式被打乱。这种迅疾的变化是全球性的，像中国这样 15 年前尚未听说过零食的国家，如今在消费这些廉价的、高度市场化的产品上也呈现相同的水平。这是一个爆炸式增长的市场，中国的零食价值已经超过 80 亿美元。在精加工食品消费最高的国家中，超过 75% 的食品供应被掌控在 4~5 家大型食品加工企业和超市手中，这并非巧合。

这些精加工食品不仅影响我们的腰围，大量证据还表明它们还会对我们的肠道微生物、心脏、大脑和新陈代谢产生负面影响。[5] 即使你的牛奶什锦麦片或格兰诺拉燕麦卷中显示的巨量营养素和含糖量处于"健康"水平，额外添加的化学物质和酶类物质也可能会导致健康问题。我们正在消耗着大量的防腐剂、乳化剂、各种酶和人工甜味剂，但是这些物质，尤其是它们组合起来对人体会产生怎样的长期影响，目前仍缺乏这方面的相关数据。有关人工化学品的使用规定已经过时了，而且目前的研究仍然聚焦于它们是否会导致啮齿动物患癌，而人工化学品对我们的肠道微生物菌群的影响尚不清楚。

为了写我的上一本书而进行的研究中，我的儿子汤姆，当时他是一名 22 岁的学生，"自愿"参加了一个为期 10 天的巨无霸和鸡块的试验。仅仅 10 天就足以减少他体内微生物的丰富程度，使可检测的微生物种类消失了 40%，与许多靠这些食品为生的低收入者一样。这些食品成分缺乏多样性是显而易见的：80% 的精加工食品仅由 4 种成分构成——玉米、小麦、大豆和肉类，使用了大量的添加剂，但几乎不含纤维。他体内的微生物水平和多样性几年来一直保持在低迷水平。这可能是因为他体内以纤维为食的正常微生物已经被消灭，并且很难通过吃水果和蔬菜复活——正如他喜欢提醒我的那样。2014年，一项针对45名法国超重男性和女性的研究证实，不管体脂是多少，常吃垃圾食品又很少吃蔬菜的饮食习惯会导致血液中微生物多样性降低，血液中炎症标志物上升，从而增加患多种疾病的风险。[6]

因为精加工食品使用价格低廉的原料进行批量生产，且由纳税人提供补贴，因此食品产业从精加工食品中获取了巨额利润。在过去的20年里，相对于水果蔬菜成本的不断增长，精加工食品（垃圾食品）的成本稳步下降。大多数政府都热衷于通过鼓励生产更便宜且质量更差的精加工食品来取悦大众。它们一直在说服食品产业稍微降低加工食品中糖、盐和脂肪的含量，但这只是在假装关心我们的健康。食品产业喜欢政府的这一提议，因为这样它们就可以在产品中加入其他化学物质，形成新的配方，然后标注"低盐/低脂肪/低糖"进行销售。那种认为食物只是由糖、脂肪和盐组合而成的过时观点完全是一派胡言。所有的证据都表明，与其他食物相比，常吃垃圾食品会导致体重急遽增长以及各种健康问题。[7]

在食品产业开始发展加工食品时，它们的主要任务是消灭微生物以延长产品在货架上的停留时间，特别是考虑到要在像美国这么大的国家里如何分销的问题。它们知道像酸奶、德国酸菜（sauerkraut）或腌菜等发酵产品中的细菌能够让产品保持新鲜，但蛋糕、饼干和零食如何长期保存则是一个更大的问题。它们计算出如果加入足够多的糖，细菌的生长会受到抑制。而增加脂肪含量会降低水分含量，转而也能够抑制细菌和真菌的生长。最终，在添加糖和脂肪之外，三位一体的第三部分——盐也被加入进来。这同样起到了抑制微生物、保存食物并延长保质期的作用。3种配料一起将为完美的肥胖风暴创造条件。

现在有大量的隐形垃圾食品被越来越多地作为健康食品推向市场。水果酸奶是其中的最佳案例。在过去的30年里，水果酸奶的销量大幅增长，尽管其中含有大量的糖、人工甜味剂和非鲜水果等。为了让这些酸奶变得"健康"，生产商将其中的脂肪去掉，代之以糖或甜味剂，从而使酸奶获得"低脂"的名义，尽管它并不健康。像奥利奥（Oreos）和消化饼（Digestives）等受欢迎的饼干可能已经存在了一个多世纪，但现在都用精加工的方法来制造。它们的配方中含有10余种成分，包括盐、转化糖浆（inverted-sugar syrup）① 和棕榈油② 等。我喜欢啃一点饼干，但很多人每次喝茶或喝咖啡时都会吃饼干。其他隐形的垃圾食品为了被归类为无麸质或无乳糖等带有误导性的"健康"标签的食品，也会经过大量加工。大多数儿童果汁饮料都标榜自己是健康食品，但其实都是精加工饮品，它们的含糖量通常比可乐还要高。例如，利宾纳

①砂糖经加水和加酸煮至一定的时间和合适温度冷却后即成。此糖浆可长时间保存而不结晶，多数用在中式月饼皮内、萨其马和各种代替砂糖的产品中。 转化糖浆中含有丰富的糖。——译者注

②棕榈油又称棕油、棕皮油，由油棕果中果皮提取的油脂，它是植物油的一种，含均衡的饱和与不饱和脂肪酸酯：50%的饱和脂肪酸，40%的单不饱和脂肪酸，10%的多不饱和脂肪酸。——译者注

(Ribena)① 自豪地宣传饮料中含有"真正的果汁"，但它的含糖量超过 10%，这是指导方针关于儿童每日摄糖量数值的 2 倍多，相当于吃了 11 块奥利奥饼干。

在你扔掉家中所有的加工食品之前，记住它们并不全都是有害的，也有一些健康的加工食品，比如罐头水果和蔬菜、烤豆子、奶酪和牛奶。因为我们常被告知"新鲜的是最好的"，所以你或许无法将罐头水果看作"健康食品"。通常当大多数人的橱柜和水果盘是空的时候才会迫不得已地打开一瓶梨罐头或柑橘罐头。然而大多数水果和蔬菜都是在采摘点附近罐装，经过蒸煮或碱性清洗以去皮，剥皮并切割后再装罐，这样可以保存水果蔬菜大部分的营养价值。在密封之前加入转化糖浆、天然果汁或盐水（大部分可以在食用前冲洗掉），再通过蒸熟后冷却进行杀菌。

我们对罐装水果和蔬菜的很多认知源于我们强调在加热过程中维生素 C 会流失。虽然维生素 C 通常会减少 1/3，但在所有植物中都存在的许多的多酚类天然防御化学物质往往会增加，即使在罐装几个月后仍然如此。英国人每年购买近 10 亿罐烤豆子，这种食品在大多数英语国家都很受欢迎，但它有不健康的名声。事实上，这是一种更健康的加工主食，而且豆类本身也很有营养。半罐烤豆子里便可获得大约 7 克的蛋白质和 8 克的纤维，其营养超过了 4 块全麦面包或 6 碗玉米片。多年来，许多国家的食糖量都

---

①利宾纳 (Ribena) 是葛兰素史克旗下的一种饮料，成分为黑加仑汁 (注：黑加仑不是葡萄，是黑醋栗)、蔗糖水、柠檬酸和山梨酸钾。——译者注

很高，但在英国及欧洲，已降至 2.5 茶匙左右，而且你可以购买低糖的。

　　由于加工食品价廉质次的市场形象，大多数水果和蔬菜在冷冻或罐装后价格出人意料的便宜，像冷冻浆果就比新鲜浆果便宜2/3。然而冷冻其实是保存水果和蔬菜中微量营养素的绝妙方法。大多数蔬菜和一些水果在冷冻前要在热水中焯几分钟，以使那些可能导致颜色、气味、味道及营养价值发生不利变化的酶失活。它们含有与新鲜的同类产品相当的微量营养素，像豌豆，如果迅速冷冻，它甚至可以保留更多的维生素 C。[8] 大多数经过预煮的罐装豆类都很便宜，而且通常比长时间放在储藏室的干燥品种更有营养。人们还可能会认为罐装西红柿不如去皮的新鲜，但两者的营养价值相差无几。此外许多富含油脂的罐装鱼也同样物美价廉。罐装三文鱼实际上比新鲜的三文鱼含有更多的钙，因为罐装过程软化了小鱼的骨头使其可食用，这让骨头中蕴含的丰富钙质也能被人吸收。

　　即使是被多数人视为最为有效的"超级食品"——坚果，在上架之前也要经过几个加工阶段。例如，腰果的外壳中含有对人体有害的腐蚀性油。加工时会通过蒸汽烘烤来软化腰果坚硬的外壳，然后切掉外壳，将单个的坚果去皮，把白色的果肉与果核分开。去皮的坚果在包装和运输之前要被再次放入烤箱，让它们变得更脆。其他经过精加工但仍很健康的食品包括冷冻干燥的水果、蔬菜，与其他的干燥方法不同的是，冷冻干燥可以保持食物的形状和颜色，生产出高质量的产品。这种方法也常用于香菇蘑菇类和枸杞浆果类的加工中，它包括冷冻、降压和除冰几个步骤。这种方法让经过加工的食品在浸泡 20 分钟或煮沸一下后就能重获生机、用于烹饪。

实际上，我们消费的所有牛奶和奶制品在某种程度上也是经过"加工"的。巴氏灭菌法是牛奶加工中的一个关键步骤，它通过加热消除了病原体并延长了牛奶的保质期。对于牛奶也存在其他的精加工方式，比如超高温消毒牛奶，经过纸盒包装后在室温下能储存长达一年。像豆奶或杏仁奶并非真的牛奶，它们声称自己是健康的，但通常是添加了多种成分的精加工产品。所有传统的奶制品，如酸奶和奶酪，也都经过一定程度的加工。甚至你拥有的最好的手工奶酪，也是经过搅拌、加热、压制，并与其他配料（包括凝乳酶、盐和其他调味品）混合加工而成。尽管都是经过加工的，但这种优质的奶酪产品与经过精加工的卡夫芝士片还是有着天壤之别的。

我们应该抵制对食物的偏见。便宜并不总意味着不健康。有充分的证据表明，吃新鲜的、未经加工的、天然的食物，如水果、蔬菜、全谷物、豆类，偶尔吃点鱼和肉对你的身体有很多好处。但我们也需要保持开放的心态，记住一罐烤豆子或一些冷冻豌豆也可以是健康均衡饮食的一部分。加工食品和精加工食品之间有着明显的区别，如果我们希望击退精加工的风潮，我们就需要改变我们对食品的定义，提高我们对食品的认知。

如果每一种被引入我们日常饮食的精加工食品都像制药公司生产的药物一样，如果肥胖被当作一种疾病，我们就能获得大量关于精加工食品的益处和风险的数据。然而我们至今仍无任何相关的保护措施。购买食物时要仔细确认食物的来源和成分。从树上摘下的苹果和一瓶经过精加工的苹果酱有着完全不同的营养和健康收益。同样的道理也适用于区分食草牛的牛排和冰冻的汉堡肉饼。如果精加工操控后的食品配料表让你很难弄清楚食品的来源，或你无法认出它的多数成分，这可能代表着一种信号，提醒你不要购买。

我们越来越依赖于从家庭外购买或配送的精加工食品。这些食品通常含有较高的热量、脂肪、盐和糖，但能提供的营养多样性或好处很少。即使自己制作自己喜欢的加工食品，比如鸡块、比萨和冰激凌，也会比它们更健康。每个饮食专家、饮食书籍和计划都同意的一点是，我们不应该定期食用太多的精加工食品和快餐。尽管我们深知这一点，但我们还是允许这些产品得到间接补贴，并向我们社会中最贫穷、受教育程度最低、既脆弱又依赖于这些产品的人大力推销此类食品。在西方，精加工食品市场已经饱和，精加工食品公司现在正把重点转向发展中国家，这取得了惊人的成功。10年后，当我们回首往事时，我们会想当时我们为什么会袖手旁观，任由那些贪婪的食品公司让我们沉迷于精加工食品，并对它们所造成的健康影响视而不见。

第 9 章　把培根带回餐桌

几个世纪以来，肉类对大多数人来说是稀有的食物，不过如今肉类在许多国家已被看作用来增肌和维持健康必不可少的蛋白质来源。在 1961 年，只有一些高度工业化的北美、北欧国家才能经常吃肉，如今，这些国家的肉类消耗量仅比那时略高。[1] 但是，除了像印度这样有着素食主义传统的国家，世界其他地区的人均食肉量增加了 4 倍，这与当地经济和国内生产总值（GDP）高度相关。

随着肉食消费的增长，肉类得到了一个坏名声。我们被淹没在"致命的红肉会诱发癌症""它对我们的地球造成了危害"的泛滥信息之中。近日，世界卫生组织甚至将红肉和加工肉类归为致癌物，并把肉类置于与香烟同样的危险水平，这一举动遭到了来自肉类和农业产业的激烈批评。[2] 如此制造恐慌的行为让我们中的大多数人将牛排换为烤菜花或者换为用甜菜根夹心的汉堡。以植物为主的饮食和纯素的肉类替代品正在成为热门生意，而且肉类替代品产业也正以每年15%左右的速度增长，但比起万亿美元的肉类生意，它仅仅是微不足道的角色。然而，这种情况有可能会发生改变。由比尔·盖茨（Bill Gates）和泰森食品（Tyson Foods）提供资金的美国小型企业"超越肉类"（Beyond Meat）在2019年末身价已经达到80亿美元，它的对手"不可能的汉堡"（Impossible Burgers）在谷歌风险投资公司和硅谷其他企业的资助下紧跟其后。像雀巢这样的大型食品公司正开始打造自己的肉类替代品牌。[3] 2018年，1/5的英国人已经在减少肉类摄入量，这种风潮受"无肉周一"（Meat-Free Monday）、"纯素一月"（Veganuary）等全球知名倡导者的影响而不断升温。受其鼓舞，我们每周都会有那么几天只吃素。这对肉类行业已经产生了连锁反应，英国的牛肉、羊肉和猪肉销售额在2016年下降了4%，美国的肉类消费在10年内骤跌15%。甚至在98%人口都是肉食者的中国，2017年的一份调查显示，36%的城市居民表示他们正试着少吃猪肉。在欧洲，英国有着最多的不吃肉的人，有1/6的人自称他们是非食肉动物，有大约1/50的人自称是严格的纯素食主义者。这个数量是法国的4倍，比爱吃肉的美国多出8倍。人们选择不吃肉的原因有很多，但最常见的原因是出于对动物的保护以及对环境的担忧，另外越来越多的人认为不吃肉会有益健康。

　　但是真正的肉类并不像我们被引导相信的那般有害。肉是由水、蛋白质、脂肪组成，再加上少量碳水化合物、铁、锌和维生素 B。我们所说的肉类中的蛋白质，指的是动物们用来活动的肌肉。红肉含有大量富含铁的肌红蛋白，这给它本身带来了特殊的颜色，还含有其他营养物质，如硒、锌和维生素 B。鸡肉、火鸡肉等白肉含有较少的肌红蛋白、铁和锌，肉质更嫩，脂肪含量更低。人体主要由红色肌肉组成，这有助于我们跑马拉松；相比之下，猪跑不远，所以它们的肌肉主要是白肌；鸡则兼有红肌与白肌，它们一直在使用富含红肌的深色双腿，而它们富含白肌的胸脯与翅膀则几乎无用武之地。

许多关于肉类风险的困惑主要来自我们将膳食脂肪与心脏疾病紧密捆绑在一起。正如第 4 章所提到的，"脂肪是致命的"这一观点兴起于二十世纪六十年代，当时食物中的胆固醇首次因为关联心脏疾病而遭受谴责，不过后来有一个理论推翻了这一点。紧接着观察性研究开始抨击饱和脂肪，这个观点被主要开展于西方人口中的短期临床试验证实，低密度胆固醇（心脏病的标志）与饮食中饱和脂肪摄入量的增加有关。乳制品和肉类正是饱和脂肪（比如坚果、橄榄油、椰子油和其他所谓的"健康食品"）的来源，因此我们对它们产生了偏见。然而，最近一项对较贫穷国家的 1.35 万人进行的观察性研究（PURE[①]）发现，与食用更多碳水化合物的人相比，从肉类和乳制品中摄入相对更多的饱和脂肪的人

①前瞻性城市与乡村流行病学项目（Prospective Urban and Rural Epidemiology，PURE）。——译者注

反而死亡率更低。[4] 因此食用肉类必须按照情况而定，在这一研究中，肉类和乳制品的食用量远低于西方国家的普遍水平。食肉还与更加富裕的生活有关，这一因素在修正之后，仍可能造成死亡率结果出现偏差。尽管如此，这一研究明确表明我们应该重新审视先前的假设。英国和美国的膳食指导方针仍然在鼓励我们减少饱和脂肪的摄入量，目标是每日摄入少于总能量 20% 的饱和脂肪，用鸡肉和火鸡肉等瘦肉来替代红肉，剔除肉类的脂肪，选择低脂肪的香肠和肉末。不幸的是，许多关注肉类消费和饱和脂肪的研究并没有将肉类或脂肪的复杂性考虑进去，比如肉馅饼中的油酥。不过，过度食用红肉会导致心脏疾病的观念仍然是营养建议中的核心信条。

如果进一步审视这些营养建议背后的数据，事情常常会变得复杂起来。针对 100 多万美国、欧洲和亚洲人口的观察性研究已证实，常吃红肉会使死亡和心脏病概率小幅增加。每天多食用一份红肉，患病风险就会增长 10%～15%，而食用加工肉类的患病风险会提高到 30%。[5] 患癌症的风险增幅不大，约为 15%。美国对此预估的风险颇为一致，可能因为美国人吃了更多肉（美国人每年吃 127 千克肉，而英国人每年吃 84 千克肉）。基于这个数据，可以算出，如果欧洲人食肉量减少一半或者美国人食肉量减少 1/3，那么早逝率将会降低约 8%。但是另一项整合分析在 2019 年登上头条，其数据与前四组数据完全相同，却得出了截然不同的结论。来自加拿大的作者称，并没有准确的数据表明食用红肉或者加工肉类对人有害。[6] 我对这些结果和它们引起的争议感到惊讶，[7] 但当我应邀和我的美国同事克里斯托弗·加德纳为《英国医学杂志》写这篇文章时，我们发现这些作者选择性地删除了大多数流行病学和短期研究，仅留下少量的没有效果的研究。而且我们还发现该资深作者接受了来自国际生命科学学会（ILSI，一家食品、饮料和肉类产业的前线组织）和得克萨斯州一所大学的资助，而且此前这位作者对糖类安全性发表过类似的结论。[8]

这并不是说支持减少肉类消耗量的数据是清晰的。当你分别看欧洲和亚洲人口时，很难看到红肉对因心脏病而死亡的任何影响，可能是因为他们吃肉时还搭配一些其他更加健康的蔬菜。日本、中国和韩国的食肉量远远低于西方，对来自这 3 个国家的 30 万亚洲人进行研究后发现，食用红肉实际上降低了男性心脏病死亡率和女性癌症死亡率。[9]

随机临床试验数据能更有力地反映出饮食结构变化所带来的影响，但这些数据被忽略。例如，对 1000 人进行了为期 8 年的结肠癌预防研究，或者对 3.8 万名妇女进行了为期 8 年的低脂饮食的癌症预防试验。[10] 这些受试者，作为其他饮食结构变化的一部分，减少了 20% 的肉类摄入量。这两项研究均未发现放弃了食用红肉后癌症或死亡率有所下降的情况。

2011 年，继一份将红色和加工肉类与结直肠癌联系起来的报告之后，英国政府建议人们的食肉量应该减少到 70 克 / 天。2015年，在肉食产业被进一步打击之后，由 22 位科学家组成的世界卫生组织工作小组对超过 800 份研究进行评估，发布了一份有关红肉和加工肉类的报告，这份报告令世界各地的许多人感到不安。[11]报告中说，所有流行病学和试验病理学证据均指出，红肉是一种"可能"的致癌物质，而加工肉类是"明确"的致癌物质，原因是每天吃两片培根（或等量的肉类），人们患结肠癌的概率就会增加18%。这份报告中存在一些与大多数营养研究类似的问题。第一，这份报告是基于支撑力不足的观察性流行病学数据，无法分清原因和结果。第二，这份报告省略了讨论更有力（和负面）的临床数据，这些数据来自预防癌症试验中戒掉吃肉的人们。近期，其他更加大规模的汇总分析通过对 100 多万人口进行观察研究，得出了相反的结论，表明红肉对癌症没有影响，加工肉类只有一些轻微影响。[12]第三，这一研究委员会并不是完全独立公正的，这一委员会由大多数有红肉研究记录的素食主义者组成。第四，该报告从未按承诺或经过同行评审的方式完整发布过，从而避开了正常的科学批判流程。

把红肉和烟草、钚置于同一阵营，这是一种荒谬的恐吓战术。很明显，偶尔吃汉堡并不会和抽一包烟带来同样大的风险，因为剂量很重要。这一研究委员会和大多数报道这些结果的记者，一贯地忘记了提供背景资料。他们本应该指出每天吃 100 片培根的致癌风险和每天抽烟的致癌风险一致，或者一位意大利肉食者患癌的平均风险相当于每年只抽 3 支烟的患癌风险。世界卫生组织的报告也没有区分肉类的质量和种类。例如，吃下含有高盐、高饱和脂肪和添加剂的成堆的吉士汉堡，和吃下一小块有机牧草饲养的牛排是不一样的，因为草饲牛排中所含的 Omega-3 脂肪酸水平远超出前者，这种脂肪酸对于心脏健康具有潜在的好处。[13] 因此，我们应该对"培根致癌"这个标题保持怀疑。

如果我们怀疑吃肉与患癌风险相关，那环境呢？一种日益被接受的思想流派指出，以植物为主的显著的饮食方式可以拯救地球、养活世界。2019 年年初，由一组国际学者发布的《EAT- 柳叶刀》报告声称，人们必须彻底减少肉类和乳制品的消耗，这不仅是为了让我们变得更加健康，也是为了减少温室效应气体的排放。[14] 这份报告首次发布了一组特定的数字性的目标，用于支持国家饮食指南所设想的最理想的营养状况与环境安全界限。他们定制的"行星健康饮食"（Planetary Health Diet）推荐每天吃 13 克的鸡蛋（一个鸡蛋平均重 50 克），14 克的牛肉、羊肉或猪肉（一小块牛排重 85~100 克），连同其他谷物、水果、蔬菜和乳制品一起，也进行了严格的规定。这是计算机算法设计的饮食方案，吃 1/3 的鸡蛋或 1/10 的牛排，这样的规定实在令人难以捉摸。再一次，研究者将关注的焦点放在了吃肉的数量上而不是质量上。这是最早的由慈善机构资助的科学家试图以同样的条件与食品产业抗衡并影响消费者的案例之一。他们甚至动用了一家公关公司来宣传他们的研究结果。

这一报告受到最近三项研究的影响。第一项于 2018 年调查了 4 万家农场，结果显示，温室气体和全球变暖中最大的可变因素之一是农业用地，占该问题的 25%～30%。养殖肉用家畜和产奶家畜就占所有农业用地的 83%，这相当于美国、欧洲、中国和澳大拉西亚地区的面积总和。地球上大约 95% 的哺乳动物都在农场中被驯化，但人类只食用其中几种。在所有家畜中，肉用奶牛在蛋白质生产和二氧化碳排放方面的利用效率是最低的，在环保效率方面它（从全球来看）平均比猪肉低 7 倍，比鸡肉低 10 倍左右；在蛋白质获取效率方面它比坚果或豆腐低 30 倍。[15] 虽然在每个类别中，农场对环境的影响差异是巨大的，利用效率甚至可以相差 5 倍之多，但即使是最可持续的肉牛畜群在土地利用方面的效率也比效率最低的坚果或豆类低 4 倍。然而，仅仅通过停止食用劣质生产商提供的低于平均水平的牛肉，我们可以减少 3/4 的土地使用。其中一些最严重的违规者是跨国公司，它们出资每天砍伐面积相当于一个曼哈顿大小的巴西雨林，而这么做只是为了获得更多的牧场、大豆或玉米饲料来生产廉价牛肉。

第二项研究发现，通过食物和减半牲畜排放来减少气候变化，人均应减少摄入 75% 的牛肉（在美国则要少摄入 90%），少吃一半的鸡蛋，同时，豆子和豆类的消耗量应增加 3 倍，坚果和种子的消耗量应增加 4 倍。[16] 第三项研究是一个模型研究，聚焦于红肉和加工肉类征税会如何影响健康和经济产出。[17] 研究指出，与肉类消费相关的疾病造成每年 240 万人死亡，并带来 2850 亿美元的医疗费用，对红肉征税可每年拯救 22.2 万人。该研究的作者因此提议在美国对加工肉类征收 163% 的税，对红肉征收 43% 的税；

而在英国一直有人建议对加工肉类和红肉分别征 79% 和 14% 的税。大众对此反应十分强烈，之后英国环境部部长迈克尔·戈夫（Michael Gove）将此描绘为"一个保姆式国家最糟糕的例子"（the worst example of a nanny state），但我们再也听不到有人反对征收酒精税或烟草税了。其他国家最近也在争论类似的税收问题，不过德国近日因民众的强烈反对而撤销了征收香肠税的计划。

美国动物农业联盟这样的农业组织和加州大学戴维斯分校动物科学系强烈反对《EAT-柳叶刀》报告，称这份报告忽略了肉类的营养价值，极大地夸大了它的负面健康后果，忽视了区域性肉类产业的效率。牛肉产业，特别是在美国，在过去几年中已经将它生产蛋白质的效率提升了 1/3，并减少了自身对环境的影响，尽管这所谓的"效率"伴随着额外的福利和隐藏的环境问题。[18]

世界卫生组织和《EAT-柳叶刀》报告认为，大幅度减少肉类消费不会对健康产生负面效果。在西方的饮食中，红肉提供了大量我们日常所需的蛋白质、维生素和铁、锌之类的矿物质。若缺乏精心的规划与适当的替代品，切断像红肉这样的一大食物组，将会使你被置于营养不良的风险之中。

英国近一半的十几岁女孩体内的铁含量低于最低推荐营养素摄入量，据估计 5% 的女孩患有缺铁性贫血。[19]我们也看到在植物性饮食为基础的刚学会走路的幼儿与低龄儿童中，铁缺乏症的比例正不断上升。如果更多的人将含铁最丰富的饮食来源——红肉排除在外，缺铁症的比例很可能会继续上升。以植物为基础的饮食方式可以满足你对铁和其他营养物质的需求，特别是在有很多强化食品的美国，但是你从植物性食物中吸收的铁比从肉中吸收得少，并且强化食品通常含有相对不易吸收的元素铁（比如铁粉），因此你需要得到额外的建议或者营养知识来保证你获取了足够的营养。许多纯素食主义者和素食主义者遭遇了其他的营养问题，比如肉类中含有植物中难以找到的维生素 B12、锌和硒，为此许多纯素食主义者求助于营养补充剂。我曾有过一段简短的素食主义生活，为期大约 6 周，直到我去做了一次医疗检查，我才发现血液中的维生素 B12（这是大脑健康所必需的营养素，并且只有在动物性产品中才能自然地找到）的含量很低。我一直采取服用营养补充剂甚至注射维生素的方式来增加体内维生素 B12 的含量，但我顿悟了，并且我意识到服用人工补充剂违背了我所追求的健康生活方式。现在我一个月会吃几次高质量的红肉，我的维生素 B12 水平也已回归正常。

少量的高质量肉类对我们的健康甚至有好处。[20] 一些前沿研究表明，少量食用红肉能够减少我们心理健康问题，比如抑郁症或者焦虑障碍。一项针对 1046 位澳大利亚女性的研究发现，减少她们的红肉摄入量使其患重度抑郁和焦虑障碍的风险几乎翻倍，如果低于澳大利亚人饮食指南所推荐的红肉摄入量（每天 65 克红肉）会加剧心理疾病的症状，焦虑症被诊断出来的可能性也会更高。[21] 这一点需要重申，但该研究的作者得出的结论是，不论整体的饮食质量如何，摄入红肉对心理健康很重要。你选择肉类的种类也可能会影响你的心理健康：常见于美国的谷饲牛肉并不像草饲牛肉那么富含营养，后者含有更多 Omega-3 脂肪酸，能改善心理健康。[22]

我们如何烹饪肉类看起来也很重要。目前我们了解到烹饪的方式会改变其结构，从而改变其可被提取出的能量，例如红肉煮得越久，卡路里就会越多，不过会流失一些有益的抗氧化剂。丙烯酰胺（acrylamide）是一种由于香肠等食物燃烧而形成的化学物质，它经常出现在头条新闻中。它是由氨基酸天冬酰胺与某些天然碳水化合物结合而成。不管是烤面包还是香肠或牛排，一旦烹调过度，就会出现丙烯酰胺。2017 年英国食品标准局通过大规模的媒体宣传，警告居民不要吃烧焦的香肠。这一健康警告是出于丙烯酰胺被世卫组织 / 国际癌症研究机构委员会归类为"致癌物质"。这一恐怖事件实际上是基于一些试验室环境下使用大剂量化学物质的动物试验，远不等同于一个烧焦的香肠。另外，有一项观察发现在瑞士的一条隧道附近放牧的牛患上了一种神秘的疾病，而这种疾病可以追溯到当地河流中的大量化学物质，这也与（前文提到的）试验室环境下的动物试验相去甚远。尽管这一事件很可怕，但一项更具相关性的人类研究的综述显示，丙烯酰胺对癌症没有明确的影响。[23]

多环芳烃（polycyclic hydrocarbons）也同样如此，它是使用明火烹饪或者烧烤时产生的。一些试验室的研究和最近消防员在烟雾中工作的高患癌率表明，这些物质导致癌症发生。[24] 这些发现并不可靠并且样本量较少。除非你经常在烧烤中将肉烧成灰，否则你不用太担心。我们每天都会接触到数百种讨厌的化学物质，只有它们大剂量地混合在一起时我们才会有严重的健康问题。当然，我并不提倡每天吃烧焦的肉，至少过度烹调会破坏肉的大部分味道，但它不是令我们恐惧失眠的理由。

关于消费肉类的危险的标题倾向于关注红肉，但其他肉类呢？事实上没有证据表明红肉比白肉甚至鱼肉更加有害（我们将在后文看到）。对红肉的定义也并不统一，猪肉常被归在有营养的类别里，但并不被归为美食的类别。许多人正把牛肉、羊肉替换成更便宜、更瘦的白肉，比如鸡肉、火鸡肉和猪肉，但这并不必然是一个更健康的解决方法。2011年以来，美国等国家的猪肉销量有所增长，尽管没有证据表明猪肉比牛肉更健康，但猪肉销量的增长逆转了以牛肉为主的总体趋势。大多数（但不是全部）的观察性研究表明，多吃像鸡肉或鱼肉这样的白肉，死亡率会轻微下降5%～7%，不过吃加工的白肉（例如鸡块和虾肉）会增加风险。白肉和红肉数据之间的区别令人困惑而且很有可能被夸大了。一些差异可能仅仅是因为数据搜集方式的不准确和人们还吃了其他东西。[25] 2019年，一项为期4周的临床试验对比了113名吃鸡肉或牛肉的美国人，结果表明，一旦调整脂肪水平，心脏风险指标就会出现差异。[26]

吃白肉还有其他的风险。工业化养殖的猪免疫系统薄弱，饲养环境狭窄，导致了非洲猪瘟流行病在亚洲各地蔓延，造成猪肉短缺和价格高涨。用密集式系统喂养的超级便宜的鸡很容易买到，营养价值和质量却不能保证。如果你吃的是超市里便宜的鸡肉，那很有可能是密集式系统喂养的饲料鸡，在拥挤的环境中饲养，传染病就像瘟疫一样传播，并且广泛使用化学药品和杀虫剂。在英国，脱欧和经济贸易战影响着我们的食品供应，美国进口的氯洗鸡（chlorinated chicken）[①] 引起了很大的恐慌。鸡肉的氯化处理可以去除有害细菌，但出于对食品安全的考虑，欧盟自 1997 年起便禁止了氯化处理，此举实质上停止了所有对美国鸡肉的进口。欧洲食品安全局已经证实，氯化处理本身并无害。[27] 但令人担忧的是，用氯处理肉类是我们在家禽业所做的一切错事的征兆；大多数农民并不在意他们饲料鸡的感染率并将氯化处理作为暂时的解决方式。在此之前，大量使用抗生素抵御了感染、促进了家禽的生长，但这导致家禽的抗生素耐药性达到前所未有的水平，造成了人类抗生素耐药性的全球灾难，这是对人类健康的最大威胁之一，还导致欧盟在 2018 年禁止在牲畜养殖过程中先发制人地使用抗生素。[28] 在新西兰、印度和中国等许多国家的家畜生产中，抗生素仍然被广泛使用。在美国，抗生素使用频率正在下降，不过在 2018 年大约有 50% 仍常规性地使用抗生素。但在任何一个英国人自鸣得意之前，密集式牲畜饲养场仍常规性使用未被禁用的抗生素（名为离子载体，ionophores）来对抗寄生虫感染，而且大多数

---

①美国禽肉业者惯常以氯水清洗家禽，以消灭屠体上的沙门氏等有毒病菌，另外也用氯水消毒袋装色拉与其他蔬果，但大部分欧洲农民都不采用这种措施。——译者注

英国的鸡肉和它们的包装上都布满了沙门氏菌和弯曲杆菌的结块，（这些细菌）每年会造成 30 万起食物中毒事件发生。[29]

一谈到红肉和加工肉类，我们所有人都应该认真地考虑成为半荤半素者（flexitarian），如果不是为了身体健康的话，起码也是为了减缓全球变暖。减少肉类消费，特别是像谷物饲养的牛的肉这样劣质、不环保的肉类，这是你可以为这个星球做出的最重要的事情。在这个星球上大约有 20 亿人不吃任何肉类，因此显而易见，如果你不习惯去吃肉，肉类就不是必需的。数据表明，特别爱吃红肉的人死亡率略有上升，而吃加工肉类的人的死亡率则有明显提高，可以合理地假设我们吃太多是为了自己的利益，（究其原因）要么是因为肉类本身（太好吃了），要么是因为我们可以代替肉类而吃的蔬菜太少了，要么是食肉者的其他饮食习惯。将饮食习惯简单地换成去吃批量生产、密集饲养的鸡肉这样的又白又瘦的肉，这并不是解决问题的答案。任何东西吃多了对你都不会有好处，我们已经被超市深深吸引住了，超低的价格、批量生产的肉类如此诱人，以至于我们每天都吃肉，几乎没有任何其他的准备或想法。我们已经忘记如何吃各种各样的动物，其中许多动物被遗弃或者被用作狗粮，包括兔子、野兔、鸟类、鸭子、山羊，以及许多不幸的雄性动物，它们的饲养成本太高，以致难以让其保持存活。通过拒绝不同部位的肉和充满营养的器官（这些是我们祖先所吃的食物），我们在浪费地球有限的资源。

世界各地几乎所有肉类的价格都在大幅下降，因为现在比以往任何时候生产肉类花费的时间和金钱都要更少。但是，除非我们迅速改变我们的习惯，否则我们将耗尽土地来种植所有必要的作物，以喂养我们经常为吃肉而杀死的所有动物。肉类在大多数国家都得到了高额补贴，特别是对大型工业规模的机械化生产出来的肉类的补贴，这意味着大多数人能负担得起肉价，而水果、蔬菜和豆类植物等富含蛋白质的食物则没有这个待遇。工业肉类生产还隐藏着额外的环境和污染成本，这可能使其实际成本翻一番。我认为我们应该为肉类支付适当的价格，最简单的方法是通过额外的税收使我们能够补贴更便宜的水果和蔬菜生产。但是，在我们的政府勇于大胆地采取这些措施之前，我们都可以通过把肉当作奢侈品来改变现状，用豆子、豆类、蔬菜或蘑菇来扩充肉类菜肴，每周都设立几天无肉日。我们都应该为更高质量的、更可持续的草饲动物肉类的份额付出更多，这对土壤和有机农业具有有益影响。我们必须记住，肉的来龙去脉很重要：对于你的身体和地球来说，吃一个由已知来源的优质肉末制成的自制汉堡，总要比吃一个不知来源的肉饼更好。最重要的是，偶尔少量的优质肉类可能对你有好处，这将在第11章中提到，纯素食主义或素食主义也未必更健康。

第 10 章 可疑的鱼生意[①]

💡 迷思 ┆ 吃鱼总是健康的选择

如果肉不一定对我们有害，那么同样广为流传的观点——鱼作为另一种动物的肉，对我们有益吗？在二十世纪三十年代，吃鱼有助于消除小儿佝偻病——一种造成发育迟缓的主要公共卫生流行病，由此引发人们对这种说法的长期宣传。孩子们会在学校排队领取每天定额的营养馈赠：鱼肝油、麦芽和一块没有味道的陈面包。这一日常习惯加上特定食物（包括含维生素 D 的乳制品）的强化，在十年间解决了这一重大健康问题。从那时起，尽管鱼是另一种肉，但一直被赋予了"超级食品"的地位。但是，与现代观念相反，它与冠心病毫无关系。我们不断被淹没在大量信息里，这些信息告诉我们鱼是地球上最健康的食物之一，它低热量、

---

① fishy 既指渔业，也指可疑的、搞鬼的。在此处作者是一语双关。——译者注

高蛋白，富含 Omega-3 脂肪酸（也称为 DHA、EPA 或鱼油），据说对人的心脏和大脑很有益。我们对鱼的热衷又一次被食品和补充剂公司所利用，鱼油补充剂产业的市值高达 300 亿美元，令人痛心啊。近 10% 的美国人和 20% 的英国人每天都服用鱼油补充剂（这是最常见的膳食补充剂），英国每年花费 28 亿英镑在鱼的消费上。但对鱼肉爱好者来说有个坏消息：鱼并不像我们一直所确信的那么好。

几十年来，我们一直被劝诫吃鱼对促进大脑发育至关重要，它有利于提高儿童的学习成绩，降低患病风险，同时大量观察性数据显示它对认知和记忆有益。[1] 几年来，我曾经哄骗我儿子吞下鱼油胶囊，结果发现他一直把这些胶囊藏在厨房的橱柜后面。一项大型社区研究对 65 岁及以上的人群进行了为期 6 年的追踪调查，研究发现吃鱼可能潜在地与随年龄增长导致的认知能力下降较慢有关。[2] 遗憾的是，观察性研究最多也只能表明两个变量之间存在关联（这里两个变量是吃鱼与认知能力下降），但观察到的效果——在这一案例中是认知能力下降较慢——可能是因为其他因素，比如饮食和生活方式，即每天食用水果蔬菜或进行日常运动。

在二十一世纪初，一场规模巨大的宣传运动鼓励父母给孩子服用 Omega-3 补充剂。Omega-3 脂肪酸存在于如三文鱼、鲭鱼等油性鱼类中，以及核桃仁、亚麻籽、藻类和强化食品[①] 中。

---

①强化食品是指根据特殊需要，按照科学配方，通过一定方法把缺乏的营养素添加到食品中，以提高食品的营养价值的食品。——译者注

Omega-3 脂肪酸有两种主要类型：存在于鱼类和贝类中的长链 Omega-3 脂肪酸——EPA（二十碳五烯酸）和 DHA（二十二碳六烯酸）；以及短链 Omega-3 脂肪酸，如亚麻籽、奇亚籽和核桃仁等植物食品中含有的 ALA（α - 亚油酸）。尽管 ALA 很重要，但 DHA 和 EPA 有更强的健康益处。一个关于 ALA 的主要观点认为，ALA 必须转换成 EPA 和 DHA 才能有 Omega-3 的良好效果，但自然转换的过程缓慢且效率低下。只有少量（10% ~15%）的 ALA 得到了转换，这可能就是为什么一些研究表明纯素食者的膳食摄入量和血液中 EPA 和 DHA 的含量远低于杂食者的原因。[3] 我们不清楚这一结果的临床意义，因为纯素食者没有显示出缺乏 Omega-3 的迹象，但是他们需要吃很多富含 ALA 的食物，才能获得与从鱼中摄取 Omega-3 相同的益处。一些纯素食者组织鼓励他们每天服用纯素微藻补充剂，因为它们能同时提供 EPA 和 DHA。

大脑需要 Omega-3 脂肪酸中的主要成分 DHA 才能正常发育，因此认为低膳食水平的儿童将会从补充鱼油中受益是有道理的。但是，事实证明我们被误导了，许多随机临床试验的汇总分析显示，补充剂对儿童没有持续的效果。[4] 挪威人热衷于推广油性鱼类而非补充剂的益处，因为他们生产了很多油性鱼类，但即使在他们自己的试验中，用鲭鱼或鲱鱼代替肉类作为午餐喂养 214 名学龄前儿童 4 个月，也没有发现他们在认知能力上有任何提高。[5] 许多待产妇女在怀孕期间服用 Omega-3 油性鱼类补充剂，认为这些油脂会促进婴儿大脑发育。最近的一项临床试验对 259 位孕妇的宝宝进行了追踪调查，直到他们7岁，研究发现孕妇怀孕期间补充鱼油并没有使孩子变得更聪明。[6]目前，服用Omega-3补充剂有益于孩子大脑发育的说法尚无证据，吃整条鱼的证据也好不到哪里去。

吃一条真实的鱼对健康的好处很难研究且尚无定论；一项对50万欧洲人长达15年的观察性研究发现，吃鱼并没有在总体上降低死亡率，而且过量食用鱼类实际上可能会略微提高死亡率。[7]一份有关迄今为止29项研究的最新摘要显示，相较于食用坚果每周死亡率下降24%而言，食用鱼类每周的死亡率下降7%，降幅非常有限。[8]因此，即使我们遵循目前的饮食建议每周吃2~3份鱼，也可能不会让我们更长寿。此外，尽管纯素食主义者不吃鱼，他们却比杂食者更长寿，健康状况也更好。[9]也就是说，许多吃鱼的人身体健康，因为其本就是习惯于地中海式饮食方式或亚洲饮食方式的人。吃鱼对某些人有益，这的确存在着个体差异，这可能取决于他们独特的肠道微生物。然而，在希腊和撒丁岛的山区里，许多百岁老人挤满了村庄，他们吃小鱼。

当人们谈论鱼的神奇特性时，他们通常仅仅是指Omega-3脂肪油，它最常见于三文鱼、鳟鱼、沙丁鱼、鲱鱼、沙丁油鱼、西鲱和鲭鱼。多年来，这种脂肪一直受到珍视，同时人们认为食用它的浓缩食品是健康的。Omega-3补充剂已经广泛推荐给那些很难按照政府饮食建议所要求的每周食用2~3份鱼的人。但这些补充剂实际上起作用了吗？2002年，颇具影响力的美国心脏协会推荐将其用于预防和治疗大多数心脏疾病，并在世界各地大量使用。但在 15 年后，同一群委员审查了 20 项新的补充剂的随机临床试验证据，这些样本量更大、更新的研究表明，服用补充剂没有一点效果，几乎没有证据表明它们可以预防心脏病——唯一的例外是它们可能在心脏病发作 6 个月后是值得服用的。[10] 2018 年，美国对 10 项历时 1 年的大型高质量研究的评估结果更为清晰地表明，鱼油补充剂对心脏病或中风的风险没有任何影响，因此不建议人们食用。[11]

英国最近的一项评估结合了涉及 11.2 万人、79 项随机试验，得出了同样的结论：服用长链 Omega-3（鱼油、EPA 或 DHA）补充剂并不会对心脏健康有益，也不会降低由任何原因所导致的中风或死亡的风险。[12] 2019 年，美国对 2.5 万人进行了为期 5 年的大规模试验，结果也是发现补充剂对心脏健康没有影响，这进一步强化了英国试验的结论。[13] 如此有力的证据使英国心血管疾病临床指南（NICE）① 不再推荐 Omega-3 脂肪酸化合物。他们也放弃了吃鱼有助于预防心脏病再次发作的说法。这些补充剂也以预防痴呆和治疗关节炎的名义在市场销售。但其他大型独立的研究并未发现其对治疗老年痴呆、记忆力减退和骨关节炎有显著功效。[14] 补充剂曾一度由医生直接开出，但现在这种情况不再发生，由此引发了规模庞大的鱼油补充剂产业的连锁反应，该产业最近的销售

---

① NICE：全称为 National Institute for Clinical Excellence，（英国）国家临床医学研究所。——译者注

额下降了。如果纯素食主义者可以在不吃鱼的情况下生存（还有大量来源于植物的 Omega-3 脂肪酸），为什么我们就不能呢？

西方政府督促我们，如果想要减少患病风险，就必须减少肉食的摄入量、每周吃 2~3 份鱼，尽管完全没有证据表明这样做是有益的。虽然迄今为止也没有证据表明鱼对健康有害，但吃太多会有一个明确的负面后果。海洋正在努力满足我们对鱼的需求，但日益增长的廉价养殖海鲜对此毫无帮助。渔业压力已经很大，它正在努力满足我们对鱼类的极大且不可持续的需求。在全球范围内，平均每人每年食用 20 千克鱼；许多物种正在灭绝，伴随着海洋中营养荒漠的增加，生物多样性正在减少。如果全人类都依照政府的指导方针，特别是还在人口持续增长的情况下，海洋将无法支撑这种局面。我们已经看到一种新趋势，即三文鱼成为新的鸡肉。它更实惠——就其实际成本而言。

养殖鱼类过去很稀有，但现在它占全球食用鱼类的大部分。一条鱼不能因为仅仅贴上了"苏格兰三文鱼"的标签就意味着它是从苏格兰风景秀丽的河流湖泊中精心挑选出的。超市里更便宜的鱼通常是人工养殖的，这意味着它没有线网捕上来的鱼那么好。大多数三文鱼、鳟鱼、鲤鱼、罗非鱼、鲶鱼、鲈鱼、鲷鱼、鳕鱼、对虾和小虾现在都是这样养殖的，而且常常要千里迢迢才能送到鱼柜台上。我们养殖的鱼越多，对野生鱼的威胁就越大，不仅来自它们的逃脱对当地野生鱼的威胁，也源于它们的食肉习性。养殖鱼类的鱼饲料大多来自被它们吃掉的其他小鱼，如凤尾鱼和沙丁鱼，为它们提供蛋白质和额外的 Omega-3。除了碾碎的小鱼外，鱼饲料中还含有鱼油、大豆、转基因酵母、鸡肉脂肪，有时里面还有被碾碎的羽毛。为了使养殖的暗灰色三文鱼看起来更像以虾、藻类和磷虾为食的健康野生三文鱼，人们给它们喂食一种色素（虾青素 astaxanthin），使其暗灰的鱼肉变成粉色。水产养殖面临着持续发展的压力，到 2015 年不得不用 1.3 千克野生鱼才能喂食 1 千克像三文鱼这样的养殖鱼。[15] 养殖对虾这种甲壳类动物对温室气体的影响比等量的猪肉大，甚至其他养殖鱼类也比奶酪、鸡蛋或鸡肉对温室气体的影响更大。[16] 如果这种趋势继续下去，我们的海洋生态系统将遭到破坏，并使全球变暖。

除了耗尽自然资源外，一些集中养殖的鱼类也会带来健康警告。首先，常规使用高剂量抗生素以加速鱼类生长并避免感染。由于鱼被养在一起，感染很常见且传播迅速，导致许多监管较松的国家使用了数吨抗生素。智利是世界上最大的鱼类出口国之一，仅 2014 年一年就使用了 30 万千克抗生素，不仅导致许多鱼类产生了抗药性，而且通过进入人类食物链，进一步使人类的抗药性永久存在，这是对全球健康的最大威胁之一。尽管渔农辩称，在人们食用前会将养殖场使用的抗生素从鱼肉中洗净。但 2014 年美国的一项研究调查了 11 个国家的 27 种海鲜样本（包括最常见的海鲜：虾、罗非鱼、三文鱼、鳟鱼和鲶鱼）的抗生素含量，这些样本都是从加利福尼亚州和亚利桑那州的商店中购买的。研究发现 3/4 的样本中检测出抗生素，包括那些标明不含抗生素的样本。

虽然大多数信誉良好的渔场已停止常规使用抗生素，但受全球经济影响，2017 年的一项研究表明，世界各地的一些工业化大规模生产的鱼食产品中都含有大量抗生素，更令人担忧的是，其中还含有数百种抗生素耐药基因。调查显示，这些抗生素和耐药基因可以从饲料中转移到鱼类中，然后进入人体。[17]

抗生素使用量的增加可能是因为一种喜欢紧密附在动物身上、看似不太可能的小生物——海虱。这些食肉的海虱寄生在三文鱼身上，在这个过程中伤害或导致鱼类死亡。尽管渔农安慰地告诉我们它们对人类无害，但目前它们造成 1/5 的三文鱼死亡，每年给渔业带来的损失超过 10 亿英镑。2017 年，全球三文鱼的供应量下降了近 10%，其中，全球最大的三文鱼生产国挪威受到的打击尤为严重。海虱已扩张到近一半的苏格兰 250 个农场和世界各地的许多养殖场。如果那些已经感染附着海虱的鱼逃出了围栏，它们可能会将虱子传给野鱼，会使这个问题更加棘手。[18] 控制这一情况很难，使用杀虫剂和抗生素也一直无效。加拿大流行病导致农场使用了大量杀虫剂，海虱对其产生了抗药性。2015 年广为使用的自然解决方案是在鱼缸中加入一种从英国水域运来的特殊的鱼，名为濑鱼（wrasse）或"清洁鱼"（cleaner），它们会吃掉三文鱼身上的海虱。但这似乎仅在虱子很少的情况下才有效；对大范围的问题而言，企业现在正用几十万吨的过氧化氢进行控制。将鱼转移到更冷、更深、更广的水域中尚不划算，但挪威人现在正在投资建设像石油钻井平台这样大型的海上建筑，用来放置这些鱼。

从法律上讲，每条苏格兰三文鱼含最多不超过 8 只海虱就可以出售，但事实上，超市里出售的三文鱼中含有的海虱通常高达法定数量的 20 倍。[19] 在加拿大，法律规定每条三文鱼最多带 3 只海虱，但一些养殖场的三文鱼每条携带多达 30 只海虱。苏格兰农业部门正在敦促政界人士加强对海虱的限制，以应对在三文鱼中日益严重的流行病。这是一个世界性的问题。渔农认为海虱是他们产业面临的最大威胁，这抬高了消费者成本，然而某些公司经常为谋取利润打破对海虱或农药使用的限制。加拿大、苏格兰、挪威和智利等国家和地区受到的打击尤为严重，加拿大的养鱼场不得不用昂贵的过氧化氢应对近来三文鱼病害的暴发。2018 年，该国最大的三文鱼养殖场之一中有一半鱼都受到了影响。环境工作小组建议消费者与其购买品质欠佳的养殖三文鱼，不如食用其他价格合理、可持续生产、富含 Omega-3 脂肪酸的鱼类，包括凤尾鱼、沙丁鱼、养殖鳟鱼和贻贝。

选择理想的鱼类和海鲜并不像听起来那么简单。鱼是最容易欺骗消费者的肉类之一，由于不同地区和国家的鱼类名称有所差异，错贴标签是一个主要的全球性问题。一些鱼的名称完全是为了更好听和销量更好而编造的，包括太平洋岩鱼，这是一种未分类的、一度被人们丢弃的鱼；外观丑陋的南极银鳕鱼，曾经一度被市场拒绝，直到二十世纪九十年代被重新命名为上等智利海鲈鱼进入市场并获得了巨大成功；泥蟹和安康鱼也在美国成功改头换面、重被命名。一方面，将鱼重新命名如果能让那些人们以前不吃的鱼变得可食用，这是好事；但另一方面，蓄意欺诈则另当别论。

假鱼（fake fish）是一笔大生意，即使在最高档的餐馆里，你可能买到的也不是真正物有所值的食物，鱼类欺诈是一个大问题，在美国尤甚。海洋环境保护组织 Oceana 的一项全新研究发现，在哥伦比亚特区 277 个地点采样的 400 条鱼中，有近 1/4 与标签或菜单上不符。[20] 人们喜爱的鲈鱼和鲷鱼实际上是像养殖的罗非鱼这种更便宜、更低档的替代品。一份涉及 55 个国家包含 2.5 万个样本的全球报告显示，这个问题影响了 1/5 的鱼类销售，其中一半以上的替代鱼类都是像亚洲鲶鱼那种价格更便宜、具有潜在危害且经常被喂以生长激素的养殖鱼。[21] 在英国，通常用更便宜的绿青鳕代替昂贵的炸鱼薯条，一项用 DNA 检验的调查显示，2013 年到 2015 年，洛杉矶地区寿司中一半的生鱼片都标示错误，将鲷鱼和大扁口鱼替换成便宜的比目鱼，餐馆老板往往对此并不知情。[22] 由于金枪鱼的市场需求旺盛且价格高昂，它成为高端市场中的特殊问题。美国调查显示，超过 70% 的金枪鱼寿司里并非真正的金枪鱼，餐馆中经常使用的是"白金枪鱼"，但白金枪鱼并不存在。它实际上是玉梭鱼，这是一种昵称是"ex-lax"的廉价鱼。由于其对肠道有不良影响，在日本和意大利已被禁止食用。[23] 除非你很了解鱼或寿司餐厅，否则最好不要吃金枪鱼。

当我们谈到动物制品时经常被引导着相信新鲜的就是最好的。但是，如果你想避开鱼身上普遍对其有影响的寄生虫，比如绦虫和异尖线虫的幼虫，购买冷冻鱼可能是个不错的主意。[24] 好消息是，人很少会感染这些寄生虫，并且可以通过短期的抗寄生虫药物治疗。但是，你可以通过将鱼冷冻 24~72 小时以完全避免这种风险，因为这样可以消灭任何寄生虫。日本人担心冷冻寿司可能会改变味道，但一项随机对照试验表明，这种情况并未发生，这意味着冷冻可能为降低某些寄生虫感染风险提供一种解决方案，例如常在日本寿司中发现的异尖线虫病。[25] 将鱼捕上来就冷冻，这样的冻鱼不只更便宜，也可能更新鲜，甚至大多数超市柜台上的"新鲜"鱼之前也常是冷冻的。买鲜鱼，你会多付 40% 的费用，而且往往无从得知它解冻了多久，也不知道它的原产地。超市通过这种策略获利颇丰，但你经常能以原价的一小半的价格买到同样的冷冻鱼。从法律上讲，散装出售的鱼不必说明是养殖的还是野生的，也不必注明其原产地。

另一个问题是化学物质，由于数十年来的工业汞排放，镉、铅或汞等化学物质已进入海洋，污染了一些鱼类和海产品，特别是体形较大、寿命更长的深水物种，如黄鳍金枪鱼、鲨鱼、马林鱼、大比目鱼或箭鱼。关于鱼类汞中毒对人类实际危害的数据大多是间接的，研究结果尚无定论，这意味着很难知道吃鱼是否安全。[26] 鱼类中重金属污染的风险被夸大了，但如果你确实吃了大量的鱼，而且已经怀孕，那么这可能会是一个问题。如果孕妇遵照鱼类和海鲜的饮食指导方针，主要选择汞含量高的鱼类，她们就会有汞摄入过量的风险。仅有少量证据表明，汞含量稍高的妇女所生的孩子可能会出现显著的大脑和神经系统缺陷，并且比普通人更有可能被诊断出注意力缺陷多动症。[27] 但是，其他人受其危害的证据尚不明确。

　　塑料微粒对鱼类的污染是一个新兴的问题，也是一个潜在的健康问题。2018 年进行的调查发现，233 条大西洋深海鱼类中73%都含有大量塑料。从食物链的底端开始，浮游生物这类的深海海洋生物为沙丁鱼等小鱼提供食物。这些小鱼被金枪鱼等大鱼吃掉，这意味着小鱼吃掉的任何污染物都会沿着食物链向上流动。这是多年来的塑料污染造成的问题，我们把塑料垃圾倒入海洋和河流，对塑料瓶装水的推崇也让污染延续。同样，当你吃贻贝、蛤蜊和牡蛎时，吃的是自然而然过滤了水质的深海生物。它们无法分解的任何沉淀物（如塑料微粒）都储存在消化道中，一旦你整个吃下它们，也就摄取了塑料微粒。[28] 比利时人是人均食用软体动物最多的，淡菜薯条（moules frites）①（贻贝配薯条）是比利时的国菜。因此，比利时人人均每年可能摄取了 1.1 万个塑料微粒。目前，大多数国家的塑料微粒摄入量都较少，但随着我们对塑料的持续使用，情况可能会变得更糟。据一项估测表明，到 2050年，海洋中漂浮的塑料将比鱼类还多。现在空气和食物中都发现了塑料微粒。实际上，对人类肠道中塑料积聚的潜在风险和肠道

①淡菜薯条：比利时最著名的菜是淡菜薯条，也称蓝青口薯条。淡菜是一种黑壳的海贝，也叫贻贝、青口或海虹，比利时人通常用芹菜葡萄酒清煮，配以油炸的薯条。引自百度百科。——译者注

微生物的反应方式我们几乎一无所知，但这不太可能是个好消息。

　　鱼既美味又营养，可能对健康无害，如果本章没有让你完全放弃吃鱼，鱼也能成为健康均衡饮食的一部分。如果说我们所有人都应该吃鱼、离开它我们就不能活，这就太夸张了，因为几乎没有有力的证据支持吃鱼对健康有益这一说法。多年来，我们一直在政府和食品产业的引导下认为鱼和鱼油补充剂对健康有益。但是，有关吃鱼对健康有益的确凿数据令人失望，而且很难找到好的证据证明，鱼油补充剂的益处也被过分夸大了。迄今为止，尚无确凿证据支持使用鱼油补充剂能降低心脏病风险，而且政府的指导方针也已经发生了不同寻常的变化，反映出这一新的认识。[29] 我们对鱼的需求不可持续，而且如果每个人都遵循政府的指导方针，每周至少吃一次鱼，我们将会耗尽资源，破坏珍贵的海洋资源及其生态系统，进而对地球造成更大的破坏。

　　如果要继续享用鱼肉，就要努力追求品质更好的鱼，多了解原产地（养殖的或野生的），将其视为一种珍贵而非日常的食物。一般而言，鱼离其原始营养素来源越近，对我们来说就越健康，因此最好食用以浮游生物为食的小鱼（例如沙丁鱼和鲱鱼），而不是以它们为食的鱼（例如三文鱼和鲭鱼）。多吃奇亚籽、核桃、亚麻籽和藻类，因为这些植物将为你提供大量必需的 Omega-3 脂肪酸，同时不会破坏海洋。如果你喜欢吃鱼，请尝试品尝不同种类的鱼，并在可能的情况下选择可持续的、营养丰富的鱼，如果你是孕妇，则尽量选择汞含量低的鱼类。挑选可持续的鱼很难，但你可以在全球范围内寻找一些标签或网站，如带有海洋管理委员会MSC①全球认证的蓝色标签，这表明鱼是野生的、可追溯其产地的，以及可持续的；或带有RSPCA②认证标签（英国）的，它容易帮人识别出养殖标准更高的养殖产品。还有很多其他组织，如"海洋之友"（Friend of the Sea）、"鱼之智慧"（Fish Wise）和"全球渔业观察"（Global Fishing Watch）等，它们都正在全球范围内努力帮助海鲜业变得更加友好、环保。[30]

　　当下，我将继续每周享用一次美味、优质的可持续鱼肉，但我知道这救不了命。

第 11 章　　素食狂

💡 迷 思　　素食主义是最健康的饮食方式

素食主义不再意味着只吃柔软的生菜叶子、味道清淡的豆腐和一些乏味的豆子。如今，人们周围充斥着波罗蜜帕尼尼①、纯素奶酪焗意面、红扑扑的甜菜根汉堡和纯素食版肯德基（KFC）炸鸡这些食物。食品产业炮制出了我们喜爱的肉食、芝士和冰激凌的素食版：本杰瑞（Ben & Jerry's）和哈根达斯（Häagen-Dazs）都在供应纯素食冰激凌；在奶制品和肉制品销量下降的情况下，美国最大的肉类生产商泰森食品（Tyson Foods）已经开始将自己改造成一家生产肉类替代品的蛋白质公司。2016 年素食／纯素食

---

① 意大利语，panino，或译帕尼诺（panino 的复数格 panini），是一种源于意大利的三明治，帕尼诺在意大利习惯上由小卷或意大利拖鞋面包做成。面包被水平地切开并塞入火腿、乳酪、香肠或其他食物制成。——译者注

产品①在全球市场价值为510亿美元，而这一数值将在10年内增长至1400亿美元。

　　植物性饮食已经成为潮流宠儿，从2014年至2019年，英国纯素食主义者的数量几乎增长了4倍，这意味着1/8的英国人是素食主义者或者纯素食主义者。美国的纯素食主义者数量从2014至2019年增加了6倍，总数增长至2000万人。即使我们当中那些在短期内还没有准备好放弃牛排和培根的人也都会减少摄入动物制品，1/3的英国消费者都会过"无肉日"，而且我们之中有1/3的人会定期购买植物"奶"。英国目前接近一半的纯素食主义者的年龄在15岁至34岁，这意味着千禧一代是这一变化的主导者，他们最可能放弃鸡蛋、乳制品、蜂蜜、肉类，转而选择植物性的替代品。2020年，在英国的"素食一月"（veganuary）②活动中包括肯德基、汉堡王（Burger King）、格瑞格斯（Gregg's）和必胜客（Pizza Hut）在内的许多品牌提供了纯素食替代品。很多全球食品发展趋势始于英国，而且业界也在密切关注着这些趋势。纯素食主义者认为采取植物性饮食将会停止残害动物、拯救环境、改善我们的健康并且延长我们的寿命。所以素食主义对我们和这个星球来说是圣杯一样的存在吗？

　　许多人声称植物性饮食习惯能让他们状态更好和拥有更多的

---

①素食产品不包括肉类产品，而纯素食产品不仅不包括肉类产品，也不包括任何动物副产品，例如牛奶、鸡蛋和蜂蜜。——译者注
②鼓励非素食主义者在每年一月采用素食饮食的年度活动。——译者注

活力。甚至有些人仅仅只是开始对入口的食物更加谨慎，从而挑选更加健康的食物和不再随意吃零食，身体就已经获益不少。你所感觉到的好处将由你最初的饮食习惯所决定。当我自己尝试素食时，我就明显注意到了这种"甜蜜的效果"。如果你将自己的饮食习惯从富含精制碳水化合物、加工肉类和甜食，转变为谷物、水果和素菜，那么你必定会感觉更好。如果你相信一种食物会使你状态变好，那么至少在短期内它极有可能会起到安慰剂的效果。但这也可能是由食用多种植物性食物使得肠道消化菌群发生变化所导致的。[1]

很多研究聚焦于植物性饮食对健康与寿命带来的影响，但结论总是良莠不齐、众说纷纭。一项针对包含了 1.25 万名纯素食者、18 万名杂食者的 40 项研究的大型汇总分析显示，与肉食者相比，纯素饮食对危险因素有良好的影响。[2] 相似的研究结果在其他评论中也指出，植物性饮食能够减少冠心病风险达 40%。[3] 但并非所有植物性饮食都显示出对心脏健康具有益处。一项对 12.6 万人近 30 年的追踪调查显示，摄入很多健康的植物性饮食（全谷物制品、水果／蔬菜、坚果／豆类、油、茶／咖啡）与大幅度降低冠心病风险相关，摄入健康的植物性食物不足（橙汁／甜饮料、细粮、土豆／薯条、甜点）则与冠心病高风险相关。所以，如果纯素者做出了健康的饮食选择，那么他们可能会减少心脏病风险。但这是否意味着他们的寿命显著延长了呢？

一项对 9.5 万名基督复临安息日会教友（Seventh-Day Adventists）

的研究发现，相较于肉食者，吃素食能将由任何原因导致的死亡风险降低12%。[4]这是一项队列研究[①]，这就意味着我们不能下结论说素食是降低死亡风险的原因，这也可能是由其他因素（干扰因素）造成的，比如说体育锻炼。重要的是，这项研究还存在几个关键性局限。首先，就像其他很多素食研究一样，这项研究是在从基督复临安息日会教友中选择的样本之中进行的：基督复临安息日会是一个宗教组织，其成员倡导不吸烟、不饮酒，推崇健康的生活方式使他们的寿命高于常人。其次，这项研究的随访时间相对较短，仅有6年，这就没有足够的时间来研究饮食对死亡风险的影响。[5]最后，研究人员将吃鱼和肉（每周最多一次）的人也归为素食主义者类别之中。所以这项研究的结论可能不代表在其他样本中观察到的情况。最近一项随访25万人超过6年的大型研究发现，生活方式更健康的素食者和普通的杂食者这两个群体之间的死亡率并没有什么不同。[6]英国一项研究也证实了这个结论，这项研究分析了5200个死亡案例之后发现素食者和非素食者的死亡率是相近的。[7]其他一些研究虽然证明了素食对健康的好处和它的低致癌率，但是并未发现一致效果。[8]简言之，素食主义者和纯素食主义者很难归类，但是他们与肉食者相比似乎并没有更低的早亡风险。

　　但是植物性饮食能帮助我们解决肥胖症流行的问题吗？一项

---

①队列研究是指在自然状态下，根据暴露因素的有无，将选定的研究对象分为暴露组和非暴露组，随访观察两组研究人员及预后结局，以验证假设。——译者注

针对超过 6 万名基督复临安息日会教友的研究发现，相较于素食主义者和肉食者，纯素食主义者的体质指数[①]（23.6kg/m²）是最健康和最低的，这就证明了素食可以预防肥胖症。但是，正如上文所述，基督复临安息日会教友并不能代表美国人口特征。一项针对 62 名超重妇女的小规模临床试验证实，在 1～2 年的随访中，相较于采取低脂饮食的人，采取纯素食饮食的人减重更多（大约 3 千克）。[9] 2016 年的另一项针对 1000 名节食者所做的汇总分析发现，素食节食者比严格控制能量的节食者减掉的重量多一些（2 千克），而且减重最多的人（减重 2.5 千克）出现在纯素食节食者中。但是极端苛刻的严格素饮食模式对很多人来说是不现实和不可持续的，尤其是我们知道大多数节食者会在几年内反弹回来那些已经减少的体重。[10] 有趣的是，一些纯素食节食者反而会对健康进食产生不良和偏执的想法。[11]

作为"英国双胞胎研究"（TwinsUK study）中的一部分，我们分析了英国 122 对饮食习惯不同的同卵双胞胎，双胞胎的其中一个是素食主义者（或纯素食主义者），而另外一个是肉食者。值得注意的是，这些双胞胎的体重只有微小的不同。素食主义者或纯素食主义者平均瘦了 1.3 千克。在对基督复临安息日会教友的研究中，素食者和非素食者之间的体重差异要大得多，为 4～5 千克，

---

① BMI 值，即 BMI 指数，也叫身体质量指数，简称体质指数。英文全称为 Body Mass Index，简称 BMI。BMI 值的计算方法：体重（千克）除以 身高（米）的平方。——译者注

但这些研究忽略了基因的影响。而我们的研究提出，除了饮食选择以外，基因在决定我们的体重方面也发挥着重要的作用。

素食主义者或者纯素食主义者的饮食习惯带来的许多健康益处大概都与吃大量并且种类丰富的植物性食物有关。与肉食者相比，纯素食主义者肯定会吃到更多的植物纤维（植物性食物中无法消化的部分）。一项系统回顾研究发现，摄入更多纤维有益于减少患心血管疾病、2型糖尿病、结直肠癌和乳腺癌的风险，每天摄入25~29克纤维是对身体最有益的，这个摄入量是英国和美国推荐摄入量的2倍。[12] 吃更多的植物也意味着你会摄入更多的抗氧化物，比如在颜色鲜艳的浆果中发现的花青素，它被认为可以改善肠道健康和预防心脏病、痴呆症等某些疾病。[13]

但是，不吃乳制品对纯素食主义者来说是一个潜在问题。"牛奶富含钙质，所以你喝得越多，你的骨骼就会越强壮"的说法由来已久。乳品产业在政府组织的帮助下花了上百万美元去推广这个观念，但是科学界已经不再支持"乳制品总是更健康的"这个概念了。大量的系统回顾研究发现，没有证据表明增加饮食中的钙摄入量可以预防骨折。[14] 当我们需要通过钙质来强壮骨骼时，其实我们所需的量比我们预想的要少得多。我们大多数人都可以通过吃大量的蔬菜（小白菜、西兰花）或者吃一些别的食物（豆腐、坚果和一些种子类的食物）就能获取到足够的钙。

一份评估材料表明，如果世界上的每个人都是纯素食主义者，并且将喝牛奶改成喝豆奶的话，就会节约出5亿公顷的土地（大约有一个巴西的面积那么大)、10 亿吨的温室气体和 10 亿吨水 (相当于所有人一年不淋浴、不泡澡所节约的水量)。[15] 1/3 的英国人现在选择购买一些植物牛奶,就连乳制品产业巨头达能食品公司都投资了 6000 万美元用以生产纯素食牛奶制品。从豆奶、杏仁奶、燕麦奶到大麻奶,植物性牛奶热潮已然爆发,但是现在许多国家都在争论这些产品能否被称作"奶",因为大豆和坚果显然不能分泌乳酸。如果你确实决定改喝白色的植物汁 (假牛奶),也很难决定应该选择哪一种。尽管比起生产牛奶制品来说植物奶的生产对环境的影响要小得多,但它们也有各自的问题。杏仁奶的生产需要灌溉生长在沙漠上的杏仁树,这会给水资源造成很大的压力;在被淹的稻田里米浆会借由细菌释放出甲烷气体;生产大豆奶和燕麦奶会占用更多的土地,这意味着树木的生长空间将被侵占。无论你选择哪种植物奶,它的环保性都要远远优于奶制品。但是并没有证据表明植物奶比牛奶更健康,而且很多植物奶都缺乏乳制品中含有的营养素,例如钙、铁和维生素 B12。而且为了提供类似于牛奶脂肪的光滑口感,这些植物奶都加入了过量的化学物质和添加剂。

人类在 200 多万年前进化出吃肉的习惯,这也成为人类进化成功的关键。那么如果不吃肉你能获得足够的营养吗?与人们普遍认为的相反,发达国家大多数健康的人从饮食中摄取的蛋白质远远超过他们所需要的量。[16] 虽然与杂食者相比,素食主义者和纯素食主义者平均每天会少摄入 1/3 的蛋白质,但是他们所摄入的蛋白质依然超过了每日推荐量。[17]豆腐、豆子与豆类、某些谷物、坚果、种子类食物和蘑菇是纯素食主义者最常见的蛋白质来源。另一个迷思是纯素食主义者缺少至关重要的氨基酸。然而，这个说法对于那些有不良饮食习惯的人可能是真的，一个均衡多样的纯素食饮食里被证实能够提供充足的氨基酸。[18]但是素食饮食确实有一些其他问题。其中一个问题是缺乏维生素 B12 和铁的风险日益增加，在植物性食物和谷物中很难获得这两类营养素。缺乏维生素 B12（症状是疲惫、情绪波动、四肢痛麻、舌疮）是很常见的，因此很多纯素食主义者服用大量营养补充剂。[19]对我来说，依赖人工补充剂并不是平衡和健康饮食的标志。此外，尽管服用了补充剂，许多人血液中维生素 B12 的含量水平还是低，部分原因在于有些人比其他人需要更多的维生素 B12，这是由遗传因素决定的。最后，纯素食主义者的铁元素储备量也很低——虽然男人比较容易受影响。[20]铁缺乏会增加患上缺铁性贫血的风险，但反过来，过高的铁含量可能与糖尿病和心脏病相关。

更令人忧心的是在孩子甚至在宠物中素食主义者数量在逐渐增多。如果你用纯素食饮食去喂养一只猫，那么你很有可能会害死它。相反，狗是杂食动物，理论上靠纯素食它也可以存活。但是越来越多的纯素食主义儿童怎么办？虽然纯素食饮食是可能让他们健康成长，但是做到这一点并不容易，而且一旦出了差错就会导致严重的健康问题。研究证明以纯素食养育的孩子通常体格较小，体内核黄素和维生素 B12 等某些营养素的含量水平也低。

而且当这种情况发展到极端时就可能导致高死亡率。[21] 在法国，以纯素食养育孩子被认定为玩忽职守罪。随着纯素食主义在青少年中越来越流行，它经常与其他排斥性饮食重合，比如无麸质饮食，这可能会导致现代饮食紊乱症，比如"健康食品强迫症"，一种对吃不健康食物持有异常恐惧的病症。

不同于流行的主张，不是所有的纯素食主义者都很健康并且有多样化的素食饮食习惯。许多纯素食主义者吃薯条、饼干、蛋糕和纯素食版的加工肉类和奶酪，这些食品通常富含化学物质、糖和饱和脂肪。英国高端街头烘焙连锁店格瑞格斯（Gregg's）最近推出了一款纯素食香肠卷，现在已经成了店内的畅销品；汉堡王（Burger King）也推出了一款纯素食汉堡。不管你的香肠卷是用猪肉做的还是用植物素肉做的，也不管你的汉堡是用牛肉做的还是用大豆和木耳做的，它们之间并不存在哪一种更健康的可比性，因为它们都是精加工的食品，热量、饱和脂肪和盐的含量都很高。素食或者纯素食加工食品营销的健康价值都高于它们的实际健康价值，而且有些食品，例如油炸素食鱼条就含有多达 40 种的人工配料。

所以，素食主义本身不一定是健康的。素食带来大多数益处大概只是通过吃多样的植物性食物和纤维获得的，吃少量的肉类和奶制品也可以获得这些益处。不要因为压力而去购买这些植物性的替代性产品，这些产品通常都含有大量的添加剂、糖类和脂肪，它们对你的身体可能弊大于利。如果你像我一样，喜欢熟透的、渗出奶的布里干酪（Brie），或者偶尔吃一块草饲的有机肉，那你完全不需要放弃这些乐趣。你可以继续食用所有形式的植物性食物、谷物、坚果和种子类食物，少喝牛奶，偶尔吃肉和鱼，选择高质量和粗加工的食物，这样也可以保持健康。毫无疑问，不食用肉类和乳制品确实能给环境带来很多好处，因为土地可以直接用于种植植物而不是用于低效的动物养殖，但是严格的素食主义对许多人来说都太苛刻了。考虑做个"兼职"素食主义者或者弹性素食主义者吧，减少肉类和乳制品的消费，用真正的植物性食物来代替它们，减缓全球变暖。如果每个人都从每周仅仅少吃一天肉开始，那么我们很快就会因此受益。

第 12 章　不仅仅是一撮盐

💡 迷思　我们所有人都需要减少盐的摄入量

我们被警告食盐的危险已经有一段时间了。自二十世纪八十年代以来，流行病学家一直在强调这一潜在问题。近 20 年来，世界各国政府一直通过全国性的运动、盐税、食品标签和教育计划来鼓励我们减少盐的摄入量。我们被告知，将每日盐摄入量降低到 6 克（1.25 茶匙）以下是降低患高血压、中风和心脏病的关键；并且由于健康成本的潜在降低，每年可为美国经济节省 320 亿美元（尽管寿命更长的人也会引发其他的医疗费用）。[1] 减少居民饮食中的盐量也一直是英国卫生部 10 多年来的当务之急。

自 2001 年开始推行少盐倡议以来，英国的平均摄入盐量已减少了约 14%，而日本则减少了 23%，这主要是通过鼓励人们减少使用酱油来实现的。[2] 到 2010 年，每日限盐量为 6 克已在美国营养指导方针（盐在这里被称为钠）中根深蒂固，而更低的每日限盐量标准 3.8 克（仅仅半茶匙多一点）被推广到每一个非裔美国人传统或那些有着高血压、心力衰竭、肾脏疾病或糖尿病的人群中，而后者几乎占全部成年人口的一半。近期砝码再次增加，世界卫生组织和美国心脏协会等国际组织在 2018 年设定了更加雄心勃勃的目标，要求我们所有人将每日盐摄入量减少到 5 克以下或每天仅 1 茶匙。

各国对盐的平均摄入量各不相同，但我们大多数人每天摄入的盐量是这一数量的 2 倍，即每天 9~12 克。在美国和英国，食盐的摄入量在过去 10 年一直保持着推荐指标的将近 2 倍。几年前，我坚信我们所有人都吃了太多的盐，因此需要减少其摄入量。但是，我可能一直都被误导了。

普通食盐主要由两种矿物质组成，即钠（40%）和氯化物（60%），它们在人体中对肌肉、神经和体液平衡均发挥着重要的作用。对世界上每个国家而言，往食物中加盐的原因都很简单，即它会让食物的味道更好。盐可以增加风味、平衡菜肴、缓和苦味，每位好厨师都会告诉你，首要的技能是如何适当地为食物加盐，而最大的"罪行"就是盐分不足。当哈扎部落的狩猎者和采集者有更多的蜂蜜可以交易时，他们的第一个想法就是用它们来换盐。盐在整个人类历史上一直是一种珍贵的商品，罗马军团的士兵也因它而获利。加盐是制备传统发酵食品（如泡菜、咸菜、酸菜和许多食用了数百年的奶酪）的重要步骤。大量的盐可以抑制有害细菌的生长，这些细菌会导致食物变质。盐是人类生存的必需品，它在增强风味和储存食物方面具有至关重要的作用。那么，为什么我们现在对其如此担心呢？

关于盐和血压之间存在联系的假定已存在了几个世纪，而且这一假定似乎合乎逻辑，因为向水中加盐会增加其压力。在二十世纪九十年代，一系列观察性研究表明，饮食中的盐含量可以反映血压状况，当低盐摄入量和低血压的人迁移到高盐摄入量的新地点时，他们患高血压的风险会增加。直到最近，我都对这些数据印象深刻。证据如此有说服力，以至于这不仅是其是否存在的问题，还更多地关乎其减少幅度应该有多大的问题。

我们从饮食中摄取了大部分的盐，而且很多盐已经添加到了我们所购买的食品中，因此食品产业显而易见便成为游说团体和政府的目标。英国食品制造商毫不费力地同意了自愿减盐的目标，这大概是为了使他们能够低成本地重新配制，并将其产品作为"低盐"食品来出售，从而使其看起来更健康。在食品标准局眼中，尽管最初的合作在 2010 年英国卫生部接管后失败，但食品产业开始在许多加工食品中降低了盐含量。到 2019 年，将近一半的自愿减盐目标未能实现。在许多国家中都有强大的反盐倡导团体，他们正确（而且激进地）抗议精加工食品中高含量的隐藏盐。这些例子包括许多早餐谷物和大量生产的康沃尔馅饼，其含盐量与 7 粒咸花生一样多。2013 年，英国对 700 种受欢迎的餐厅菜肴进行了调查，结果发现其中许多菜肴的盐含量超过了每日建议的摄入量。[3] 快餐店的顾客在被询问时通常低估了 6 倍的盐分摄入量，[4] 而我们中的很多人则惊讶地发现，我们最喜欢的松饼、甜甜圈或百吉饼中都富含盐分，以增加其甜度并延长其保质期。

在全球范围内，官方的减盐策略包括与食品业合作以重新配制产品、确定食品中钠或盐的目标、教育消费者、修订食品包装标签计划以及在某些情况下对高盐食品征税。已有 12 个国家报告说由于它们的政策，居民盐摄入量减少了，并且这些都得到了很好的宣传，尽管我们往往听不到其他失败的案例。亚洲国家如孟加拉国、泰国和印度尼西亚居民都喜欢吃咸食，但迄今为止，它们忽视了全球采用自愿或强制性食盐目标水平的压力。盐警预测，这些国家将在未来几年内经历更高水平的心脏病和高血压。

观察性研究和临床试验表明，减少高血压患者的盐摄入量可以稍微降低他们的血压。但我们没有被告知的是，减少盐摄入量所带来的改变与公认有效的血压药物相比几乎没有意义。然而反盐游说团体、饮食专家和政府希望我们相信，任何健康改善都是其公共卫生干预措施而非药物的结果。

越来越多的证据表明，有些人对盐的反应比其他人要强烈得多，这被称为"盐敏感度"（salt sensitive）。这一相对较新的概念引起了争议，这种争议是关于盐敏感究竟是一个单独的子群，还是一种疾病，又或是我们对食物的正常范围内的反应。食品和制药产业不愿推广这一概念，因为它们担心这会导致其产品需求的减少，或被要求在食品上贴上警告标签。如果你有非洲血统，平均而言，你可能比欧洲人或亚洲人更敏感，但在每一群体当中，连续量表（continuous scale）①的差异都很大。我目前是英国财团AimHy 的一员，该财团正在研究我们能否根据基因、血液检查、肠道微生物和血统等因素预测这些来自欧洲、亚洲和非洲的群体中，哪一组对一系列血压药物的反应最好。我们自己的双胞胎研究已经显示出，基因在影响血压方面发挥着重要作用，而 30 多年前的双胞胎研究表明，高盐饮食对血压的影响在人与人之间存在很大差异，并且受遗传因素影响。[5]对欧洲人和亚洲人的一些研究表明，一个普通基因的一个或多个变体会大大增加人们盐敏感的风险。[6]通常情况下，我们被要求提出过于简化的、一刀切的建议，然而这些建议往往无法反映真实的科学。

对于大多数健康人来说，由于减盐而导致的血压降低的幅度小得令人惊讶，在临床上也微不足道。一项对 34 项研究的综述发现，对于血压正常的人来说，将其盐摄入量减少到每天 1.25 茶匙所导致的血压降幅是很小的，仅会使收缩压降低 2.4 毫米汞柱（mmHg）、舒张压降低约 1 毫米汞柱（仅 1%～2%）。[7]这可能会令人生疑，遵循无盐无味饮食的生活是否真的值得？

但是，即使有令人信服的证据表明低盐摄入量会导致血压的长期降低，但这仅仅只在其降低心血管疾病和死亡风险时才有意义。实际上，与普遍的观点相反，减盐研究并未发现其能够降低

---

①连续量表是测量连续变量的量表。如测量长度、重量、智力、人格特质等的量表。与"间断量表"相对。表上的值都是连续的，任意相邻的两个值之间都可以插入其他数值。——译者注

心脏病发作、中风和死亡的风险。2014 年，一项独立综述分析了针对 7284 名受试者的 8 项研究。[8] 尽管饮食建议和食盐替代品减少了盐的摄入量，导致受试者在超过 6 个月的时间里血压略有下降，但这并未对心脏病发作、中风或死亡产生任何明显的益处。只有一项 2006 年的减盐干预研究显示出了有益效果，但这个结果并非偶然，因为它也是由一家盐替代品公司资助的。[9] 因此，尽管我们缺乏持续 10 年以上的长期研究，但似乎对于大多数人而言，减盐几乎没有明显的益处。

不过事情远不止于此。最近，另一个让人震惊的消息出现了，对低盐饮食的糖尿病患者进行的随机临床试验报告表明，这些患者并没有好转，而是持续地早亡。一项针对 638 名糖尿病患者的研究发现，盐摄入量低的人死亡风险会有所增加。[10] 有几项小型临床试验现已表明，由于保护性反应和化学物质的释放，如肾脏分泌的压力激素（比如肾上腺素）以及血脂的增加，低盐饮食可能会降低身体对胰岛素的反应。[11] 虽然需要更多高质量的临床试验来证实这一点，但是目前的证据表明，告知糖尿病患者要将其盐摄入量降至低水平，实际上可能会对他们造成伤害。这些发现对我们许多人而言都很重要，因为糖尿病人或前驱糖尿病① 人（比如我）当前在我们人口中占有很大的比例。

2018 年的一项研究在黑白分明的公共卫生战略世界引起了轰

---

①前驱糖尿病是指在患有高血糖症和低血糖症的患者中存在的葡萄糖代谢障碍，但其并未达到标准的 2 型糖尿病的诊断标准。——译者注

动。这项基于人口的大型研究在 8 年中观察了 95757 人，这些人来自 18 个主要位于亚洲的发展中国家。正如预期的那样，研究发现在盐摄入量最高的人群中，心脏病和中风的患病率有所增加，但每天摄入量低于 12.7 克并没有风险，尽管这仍远高于美国和欧洲的平均水平。那些吃盐最少（低于每日 11.1 克）的人并没有受到保护，他们实际上有更大的患病风险。[12] 健康的最佳位置是在中间。吃盐最多的人来自中国，而这些高摄入水平仅在西方 5% 的人口中可见。这应该使我们重新考虑将每个人的盐摄入量减少到 5 克以下的公共卫生政策。然而，反盐游说团体攻击这项研究是有缺陷的，并说反盐案例已经被证实。[13]

就像本书中的许多迷思一样，人们对盐的担忧心理比盐本身更具危害性，而我们和食品产业为避免这些风险所采取的措施可能对我们的健康更加危险。对盐的担忧导致许多食品公司添加了许多其他化学物质，例如钾、味精和赖氨酸，以便它们可以将其产品标示为"低盐"。尽管补钾与血压的小幅降低有关，但人们可以通过食用新鲜水果、蔬菜和全麦食品带来相似或更多的好处，而且没有任何风险。[14] 几年前，由于担心我的食盐摄入，我将常规食盐换成 LoSalt（一种食盐替代物），后者含有较高百分比的氯化钾，而不是氯化钠。它的味道与盐类似，但会留下一种有趣的金属化学味道。钾过量对患有心脏病、肝病和糖尿病等疾病的人来说是危险的，因为这些疾病本身就与血钾水平升高有关，而盐替代品中添加的其他化学物质也可能会使人们处于危险之中。钾等化学物质还可以与常用药物（包括血压片、利尿剂和 ACE[①] 抑制剂）发生相互作用。肾脏医生甚至称钾盐替代品是"致命的"，因为它们会引发急性心脏问题，所以其对透析中的肾脏疾病患者来说是致命的。[15] 尽管食品公司和美国农业部说它们是安全的，但人们对食品中添加赖氨酸和味精所产生的影响知之甚少。亚洲（味精使用量是西方国家的 10 倍）的观察性研究表明，摄入过量的味精可能与导致肥胖症和代谢综合征有关。[16] 我们对人体内的赖氨酸了解甚少，但赖氨酸广泛用于动物饲料中，针对实验鼠的研究表明赖氨酸会促进生长、增大体型。[17] 这些例子表明，用添加一些我们几乎一无所知的化学物质和混合物来对盐之类的简单物质进行修补是有潜在健康风险的。

不难得出这样的结论，即当前有关盐的指导方针存在缺陷。盐摄入量很少或很多的人似乎有着更高的死亡率。毫无疑问，很高的盐摄入量与高血压和心脏病的高发率有关，但这在很大程度上可以归因于人们吃了太多咸味精加工食品，这种食品也有着其他的问题。虽然降低盐的摄入量可能对最大盐分摄入量的人有好处，但它不太可能对大多数人的健康产生任何重大影响。尽管如此，饮食指导方针仍未更新，大多数指导方针和营养学家仍在告诉人们，他们需要减少盐的摄入量，否则就可能终身患有心脏病、中风和高血压。营养方面也是如此，压力群体再次将注意力集中

---

① ACE，全称 angiotensin converting enzyme，血管紧张素转化酶。——译者注

到饮食这一方面，这间接导致了加工食品的重新配制，而没有考虑对整体质量来说更重要的因素。减少全体人口的饮食盐分摄入显然是行不通的，而且有新的证据表明它实际上可能对某些人是有害的。

正如我们从连续的黄金标准的独立综述中所看到的，对于大多数人来说，就心血管健康而言，减盐本身的任何好处都是微不足道的。这似乎开始像二十世纪八十年代胆固醇／饱和脂肪的故事一样令人担忧，而这种担忧是由一小群减盐狂热者所推动的。我们再一次没有看到更广阔的前景以及我们的食物彼此互动的复杂性。人们对盐的反应是高度个体化的，某些种族和人种对盐的反应比其他群体更敏感。这就是倡导运动和指导方针不应该将我们所有人都归为同一类的另一个原因。这是一个反复出现的主题：政府避免将个体风险的变化告诉我们，因为它们将注意力集中在自己的政治、财务或议事日程上。

尽管有一些明显的例外情况，但大多数人应该能够将盐作为高品质、均衡饮食的一部分来享用，如果你每天都不吃垃圾食品，则可以放心地在烹饪面食、改善肉的嫩度或提升番茄沙拉的味道时加点盐。当然，从手工面包、腌制肉类和奶酪中获取盐分比从精加工汉堡、墨西哥卷饼、比萨和薯片中更可取。但是，如果我们可以避免这些精加工食品中过量的增味剂，那么大多数人仍然可以无罪地享用我们的食物，并在当前严格的指导方针所规定的食盐量中，添加充足且惊人健康的一撮盐。

第 13 章

咖啡能救命

我们中的大多数人在早晨依靠咖啡因开启新的一天。这种精神兴奋剂通常以茶或者咖啡的形式被消耗，它们依然是全世界最流行的饮品。美国每天要消费 4 亿杯咖啡，这使它成为全球领先的消费群体。美国年度咖啡市场的市值为 180 亿美元，高档特制咖啡的销售额每年上涨 20%。英国也不落人后，因为英国人每天几乎要喝 1 亿杯咖啡，这甚至超过了饮茶的数量。咖啡因以其对大脑的刺激效应而闻名——它帮助我们保持清醒和警觉。最近，咖啡因被添加至食物、饮料甚至膳食补充剂中。但是许多人认为咖啡因就像酒精一样邪恶。可能是因为咖啡相较于茶或巧克力有着较高的咖啡因含量，所以咖啡承担起大部分罪责。我们被告知咖啡和睡眠不佳、心脏疾病甚至是癌症相关联。那么咖啡因真的这么危险吗？

　　医生们过去常常说，由于咖啡因的问题，喝太多咖啡对你不好。在二十一世纪到来之前，许多病例对照的观察性试验（这些容易产生偏见）研究患病人群和健康对照组过去的咖啡消耗量。研究发现，喝大量咖啡的人患心脏病的风险也较高（二者成正相关关系）。[1] 这促使科学家在实验鼠身上进行研究。高剂量的咖啡因加速了实验鼠的心率，有时候还会导致实验鼠心律失常（心脏异常跳动），甚至会导致某种癌症。多年来这成为人们公认的标准，直到最近，通过对人类研究的系统评论推断出咖啡因对心律失常并没有显著的影响。[2] 一项对 36 项研究展开的分析指出，实际上适量的咖啡（每天三杯半咖啡）可降低患心脏疾病的风险，即使是大量饮用咖啡也不会增加患心脏疾病的风险。[3] 而另一个综合了 21 个前瞻性调查的评论研究了来自欧洲、美国和日本超过 100 万人口的咖啡饮用习惯。[4] 适度地喝咖啡（每天 3～4 杯）可降低 8% 死亡风险、降低 20% 心脏疾病风险。我们应该警惕这类数据的局限性，但是在试验中强迫人们喝下高剂量的咖啡可能是棘手的，所以这些估算可能是我们所能得到的最好的结果。

　　引起恐慌的故事经常出现在关于丙烯酰胺（acrylamide）的新闻中，在烘焙咖啡豆时会产生少量的这种物质。大量的丙烯酰胺和啮齿动物患癌相关，而且，2018 年加利福尼亚的咖啡店十分担心一项法律行动，即它们的饮料现在都附有丙烯酰胺的警告标贴。[5] 就像上百种其他普遍使用的化学物质，丙烯酰胺被世界卫生组织分类为致癌物，即如果大量使用可能导致癌症。媒体喜欢用恐怖食物做标题；我已经提过过度烹饪肉类和烧焦的吐司会因丙烯酰胺而致癌的类似故事。[6] 如果你把食物中发现的数百种化学物质分开研究，你几乎肯定会发现一种被认为是对啮齿动物有害的大量化学物质（而且你可以建立自己的世界卫生组织试验室）。但这项研究与人类的关联性弱。大约40年前，作为一名医科学生我写了一篇论文，基于全球数据我指出了咖啡可能致癌；这篇论文确实帮助了我的事业，但是回想起来，它却没有帮助科学。

其他共同关心的问题涉及咖啡对我们如厕习惯的影响。咖啡因刺激膀胱使你比平时更快地产生小便。[7] 你可能需要更加频繁地急匆匆地跑去厕所，但是没有证据显示它会使你脱水。咖啡因是一种强力的化学物质，有些人天生对其更敏感。举例来说，它是一些人所患的肠易激综合征（irritable bowel syndrome，IBS）的诱因，因为咖啡因会使他们肠道痉挛和腹泻。它也会使你在夜晚保持清醒。咖啡因通过阻碍腺苷（一种使大脑放松的化学物质）的正常活动而发挥作用，这种物质通常会使你昏昏欲睡。通过阻碍腺苷，咖啡因提高了人的警觉性和注意力，这也许能够解释为什么咖啡因能够降低或延迟阿尔茨海默病和帕金森症的发病，以及为什么精英运动员在使用咖啡因后表现得更好。[8, 9] 平均来看，在喝完咖啡的30分钟后，血液中的咖啡因水平开始升高，在2小时后达到顶峰，在4~7小时后逐渐消失，这种化学物质被肝脏排出。在晚上6时前喝咖啡的效果可能到你上床睡觉的时候已逐渐减弱，但不同的人对咖啡因的代谢是有很大差异的。小剂量的咖啡因能够干扰敏感的人的睡眠，如果你失眠或难以入睡，你可以改喝无咖啡因饮料，或者在下午的早些时候停止喝含咖啡因的饮料。[10]

一些有心理健康问题的人害怕咖啡因会使他们的症状更糟。摄入过多咖啡因会导致神经过敏和焦虑，这与一些精神疾病重叠。[11] 正因如此，许多精神病院禁止含有咖啡因的饮料。但是这个研究是自相矛盾的，一些研究显示，摄入咖啡因有预防效果。一项有关 5 万名美国中年女性的跟踪研究表明，喝咖啡最多的人降低了 20% 抑郁风险。[12] 奇怪的是，对其他 3 项研究、包含了 4.7 万名受试者的数据展开的评论发现，那些每天喝 4 杯及以上咖啡的人有一半的可能性会自杀。[13]

研究者们还不能区分咖啡的哪些成分可能有益于我们的健康，因为咖啡因本身可能不是至关重要的。咖啡中含有高水平的抗氧化物质，多酚很可能因其喂养我们体内的微生物而对我们有益。[14] 令人安心的是，烘焙过程不会破坏它们；在大多数情况下，多酚以及抗氧化的力量确实增加了。多酚并不是咖啡中唯一有益的成分——一杯咖啡是纤维的合理来源，每杯咖啡大约含有 0.5 克纤维。所以每天喝几杯咖啡给你提供的纤维量，与吃一碗麦片或一小根香蕉一样多。纤维在肠道微生物的发酵下产生有益的短链脂肪酸，帮助肠道中其他的有益菌种生长。[15] 所以多亏了纤维和多酚，咖啡在早晨除了唤醒我们的大脑也唤醒了我们体内的微生物。

甚至无咖啡因的咖啡也含有可观的多酚成分。这种咖啡通常用化学溶剂冲洗咖啡豆。这个过程清除了大多数而非全部的咖啡因；平均而言通常是97%~99%，但是这个水平是会改变的。新的方法保留了更多的抗氧化物，所以你依旧可以从无咖啡因咖啡中获得你每日需要的多酚剂量。蒙上眼品尝很难区分出含有咖啡因的咖啡和无咖啡因的咖啡。大多数饮用无咖啡因咖啡的普通人不会因被愚弄而出现那些与咖啡因有关的典型症状，比如提高警觉性。但是当一些焦虑的人喝无咖啡因咖啡时，他们也会出现焦虑症状。[16] 另一项研究发现，如果你认为自己仍在摄入咖啡因，那么对咖啡成瘾的令人不快的戒断症状就会减少，这表明我们中的许多人都容易被蒙蔽。[17]

大部分西方的指导方针宁求稳妥、不愿涉险，这些方针指出每日上限为400毫克的咖啡因（4杯速溶咖啡或3杯过滤咖啡）是合适的。[18] 这被视为饮用咖啡因的一个安全水平，大多数健康成年人可以每天饮用，不会产生副作用。目前对儿童和青少年的研究有限，但是欧洲食品安全局认为，儿童每天每千克体重摄入3毫克是安全的。所以一个体重50千克的14岁儿童每天可以摄入150毫克咖啡因，这和一小杯过滤咖啡的咖啡因含量相同。指导方针对怀孕妇女并不明朗，许多女性完全不摄入咖啡因（见第14章），即使每天200毫克（2杯速溶咖啡）被认为是安全的。咖啡因的耐受性是高度个人化的，而且有一些因素是你无法控制的——比如你的基因。我们的双胞胎研究表明，味觉和食物酶基因能够影响你对咖啡等强烈苦味的偏好。[19] 我们最新的PREDICT研究显示，喝咖啡的人有非常不同的肠道微生物，这也对咖啡因的耐受性有所影响。

在咖啡因影响大脑之前，很多药物会干扰咖啡因的代谢速度。血液中含有尼古丁的吸烟者需要比不吸烟者多喝两倍的咖啡才能达到同样的效果。荷尔蒙也发挥了影响，女性对咖啡因比男性更敏感；而避孕药或抗抑郁药会进一步增加咖啡因的敏感性，这意味着即使是小剂量的咖啡因也会使你保持清醒。酒精也会增加咖啡因的效果，加剧睡眠问题；经常吃花椰菜和其他十字花科的蔬菜的热爱者需要更多的咖啡，因为其中的一些多酚可以降低咖啡因的效果。所以，如果你是女性，在服避孕药、不吸烟、不喜欢羽衣甘蓝时，你应该忽视指导方针，在晚上最好坚持喝无咖啡因的咖啡。

食物和饮料公司为了其额外的健康益处，给他们的产品添加了大量的咖啡因。实际上，所有的运动饮料、能量棒、减肥补充剂和减肥饮料都添加了咖啡因以及一系列的健康声明。一听红牛饮料所包含的咖啡因和两杯浓缩咖啡一样多，而像瑞兰特勒斯饮料（Relentless）[①] 和魔爪（Monster）[②] 包含的咖啡因含量是上面提到的两倍。一些产品宣称咖啡因提高代谢率，加速减重以及提高运动成绩。这些效果如果有的话也是微不足道的，一些小型研究

---

① Relentless 是全球人气最高的功能饮料之一，市场定位是给那些"需要特别强力刺激的人群"，并且在标识中明确表明不适合孩子、孕妇和对咖啡因敏感的人群。——译者注
② 魔爪是一款美国的能量饮料，含有大量咖啡因和糖分。——译者注

表明尽管增加的静止代谢可能额外燃烧掉 70 卡路里，但它不能抵消添加糖分所带来的能量。[20] 其他研究表明它提高了运动成绩，但只有 1% 或几秒钟，所以只对职业运动员有效。[21] 这个效果可能是短期的且不会使你瘦身和变成下一个跑步飞人尤塞恩·博尔特（Usain Bolt）[①]。虽然适量的天然咖啡因被视为安全的，由于我们对人工合成咖啡因对于我们的健康和微生物的影响知之甚少，因此我建议避开含有添加剂的任何食物和饮品，因为它们通常添加了糖和许多其他的化学物质在其中，这些添加剂会让你的身体对它们渴望更多。坚持喝含有天然咖啡因和配料非常少的高品质的咖啡和茶。但不是所有的茶和咖啡都是健康的；奶油星冰乐（cream frappuccinos）是精加工的，而且有时包含 700 多卡路里。你需要意识到你从每杯中摄入的药物（咖啡因）的数量也有很大不同。这取决于咖啡豆的种类、烘焙过程（较轻微的烘焙会产生更多的咖啡因）、咖啡的种类和供应量，以及咖啡师。过滤咖啡每杯大约含有 140 毫克咖啡因，一杯速溶咖啡含 80~100 毫克咖啡因，而一杯浓缩咖啡变化最大，其咖啡因含量在 40~200 毫克。正如前文所提到的那样，无咖啡因咖啡并非完全不含咖啡因，每杯大约含有 3 毫克，一些人依然会受其影响。

可以明确的是，咖啡因不再被视为"致命的"。适量的茶和咖啡不会对我们有害，而且不断有证据表明，它们对我们是有益的。

①尤塞恩·博尔特，牙买加短跑运动员，2008 年、2012 年、2016 年奥运会男子 100 米、200 米冠军，男子 100 米、200 米世界纪录保持者。——译者注

咖啡并不仅仅是咖啡因，它包含一些纤维，就像茶和黑巧克力一样，它富含多酚，这种物质因对肠道健康的益处而闻名，而且它应该在我们的日常膳食中保留一部分。每个人都是不同的。我们都有自己个性化的耐受水平，我们应该继续尝试以找到最适合我们的正确剂量。近几个世纪以来，我们许多最具创造性的想法都来自咖啡馆，这一次，我们可能选择了一种药，如果剂量正确，可能对我们许多人都合适。

第 14 章 "一人食、两人补"

💡 迷思 ┊ 孕期的营养建议是可靠的或有证据支撑的

孕期肯定是一段令人激动的时期，但是这份激动常常伴随着焦虑的阴影：你可以吃什么、不能吃什么，是否该"一人食、两人补"。许多国家都设计出自己的孕期营养指导方针和建议，引导女性在孕期走向正确的营养补充方向。我觉得这些建议都很合乎情理，但直到我开始与来自不同国家的孕妇交流后，才意识到世界各地的孕期营养建议是非常不同的。在为本书的写作而开展研究的时候，我对来自 11 个国家的几百位营养学家和孕妇进行了一项简短的网络调查，以找出这些建议是多么令人困惑和自相矛盾。奇怪的是，目前并不存在一个最新的国际性的孕期营养指导方针。这与英美指南中建议不要食用的食物清单（寿司、肉类熟食、生鸡蛋、酒、未煮熟的肉、软奶酪①、未经巴氏消毒的牛奶、肉调味酱等）大相径庭。[1] 考虑到相似性，我将把它们与来自加拿大和澳大拉西亚地区的指导方针归为一组，称为"西方指导方针"（Western guidelines）。

许多国家的营养指导方针中都包括咖啡和咖啡因摄入。摄入大量咖啡因一直被认为与婴儿的低出生体重相关，并且在其后的生活中可能会对健康产生影响。[2] 西方指导方针因此建议将咖啡因摄入量限制在每天 200 毫克的"适度"水平。这相当于每天喝一杯真正的咖啡，或两杯速溶咖啡，或两倍的茶。我访谈的营养学家们表示，在美国是被鼓励换成无咖啡因咖啡，而在意大利浓缩咖啡、卡布奇诺和玛奇朵都是可以喝的。草药茶就更不明确了。日本妇女在孕期无限制地小口小口地饮绿茶，尽管里面含有适量的咖啡因。我访谈的西方妈妈们因为害怕流产而不敢喝一些茶，而东亚妇女受到草药医生和一般医生的鼓励而饮茶，因为他们认为茶对胎儿的健康有促进作用。世界各地的一些助产士在临产的最后几周推荐用覆盆子叶来泡茶以刺激分娩，因为据传它可以刺激子宫；而另一些人则建议不用茴香和甘草来泡茶，以免孕妇流产，尽管这些说法都很难找到证据。[3] 更令人担忧的是，近 1/3 的西方孕妇会在怀孕期间服用一些特定的草药，并且在数百种检测中证明有些可能是不安全的。[4] 西方指导方针认为每天喝至多 4 杯

---

①水洗软质奶酪：成熟期需要以盐水或当地特产酒频繁擦洗，表皮呈橙红色，内部柔软，口感醇厚，香气浓郁。——译者注

草药茶都是可以的，但是应该在孕期变换草药茶的类型。这是一个完美的例子，这些指导方针都是基于猜测，但根据主流文化的不同，其谨慎程度也不同。

几乎所有人都认同，怀孕期间过量饮酒是有害的，而且有时会导致"胎儿酒精综合征"（foetal alcohol syndrome），对婴儿的大脑和行为产生严重影响，但这种情况很少见，仅有2%酗酒母亲的胎儿会受到影响。[5]一项为期5年的针对1600名妇女及其子女的追踪研究发现，怀孕期间偶尔（相对于经常而言）摄入少量酒精可能是无害的。[6]这是个好消息，因为据估计全球有10%的女性在怀孕期间饮酒。[7]部分原因是基于这样一个事实：1/6的怀孕是意外发生的，因此许多妇女在自己怀孕的初期不知道自身情况而喝了几杯。甚至我访谈的一些营养学家都说，尽管知道可能存在风险，但她们在整个孕期偶尔会享受一杯葡萄酒，因此，如果你明智的话，偶尔啜一口红酒或者啤酒可能不太会对你或你的胎儿造成危害。

体重增加是怀孕期间另一个共同关注的问题。一项对全球130万例怀孕情况的大规模系统性评论发现，将近一半的妇女在孕期体重增长超过了建议值，婴儿发育过大和剖腹分娩的风险增加了。[8]也许这不值得奇怪，因为我访谈过的几位英国母亲说，健康专业人员仍在告诉她们"一人食、两人补"。这个迷思根深蒂固。尽管人们普遍认为孕妇只需要额外摄入200卡路里的热量（每天一小碗麦片或一大勺冰激凌），但重要的是，这一说法只适用于怀孕的最后 3 个月。[9] 越来越多的证据表明,怀孕期间体重增长过多或过少都会增加下一代患高血压、肥胖和糖尿病的风险。[10] 包括美国和法国在内的一些国家会定期给孕妇称体重,但其他国家并不赞成这么做。

由于担心战时配给不能让孕妇获得足够的营养,英国在二十世纪四十年代开始对孕妇进行定期称重。[11] 在二十世纪七十年代,为了规避健康风险,定期称重的重点转移为防止孕妇体重过度增加。但是二十世纪九十年代的审查导致了普遍的共识,即定期称重会使孕妇产生焦虑,而此举因没有令人信服的证据证明其有效而被终止。[12] 目前,大多数英国妇女仅在第一次产检(怀孕 12~14 周)时才称体重,并在整个孕期测量她们的孕肚。这种谨慎的做法一直延续下来,并且英国官方也没有给出孕妇体重应该增加多少的官方指导方针;这就使怀孕期间肥胖问题非常普遍且对健康造成了严重影响。[13] 美国和法国的称重方法虽然不完美,但确实可以提供适当的饮食和生活方式参考,减少母亲和婴儿的健康风险。在英国和其他西方国家,大约一半的孕妇是超重或肥胖的,而研究表明干预措施可以帮助孕妇减少产后肥胖。[14]

我访谈的妈妈们对定期称重的看法不一。有的人说称重可以让她们对孩子正在充分成长安心(特别是那些有晨吐的人),但是一位美国妈妈说,她的医生唠叨她不要长太多体重,尽管她之前体重是正常的,这给她造成了不必要的压力。另一位美国妈妈听到医生说她"你变得越来越壮,你长了多少斤啊?"的时候,感到羞愧难当。因此压倒性的信息是，女性乐意在孕期称重，这也不必成为一个禁忌话题，但互动时需要具有一定敏感性，不要做价值审判。

在谈到需要避免的食物方面，各国之间存在巨大差异。西方营养指导方针建议避免食用冷的腌制肉类，比如意大利腊肠（salami）、西班牙香肠（chorizo）和意大利辣香肠（pepperoni），或未煮熟的肉类（例如，一块半熟的牛排），因为它们有感染弓形虫病①的小风险，在少数情况下弓形虫病会导致流产或损害胎儿。[15]西方的饮食指导方针建议，要么避免食用这些食物，要么彻底煮熟肉类，要么在吃腌制肉类前将其冷冻4天以杀死任何寄生虫。[16]一位俄罗斯营养师告诉我，当她问儿科医生自己是否应该避免食用腌肉时，他当面嘲笑她说："你认为俄罗斯孕妇有挑选她们吃什么的权利吗？"无论是否是孕妇，熏肉和腌鱼（腌制过但未做熟的）都被视为俄罗斯饮食中的传统主食。一位葡萄牙妇女告诉我，她的医生最近让她放心，在怀孕期间偶尔抽支烟也无妨，可以避免她的孩子变得紧张。如果有人偶然听到西方医生对病人讲这样的话，他可能会被免职，所以我认为公平地说这里存在着巨大的文化差异。

---

①弓形虫病（toxoplasmosis）又称弓形体病，是由刚地弓形虫所引起的人畜共患病。它广泛寄生在人和动物的有核细胞内。在人体内多为隐性感染；发病者临床表现复杂，其症状和体征又缺乏特异性，易造成误诊，主要侵犯眼、脑、心、肝、淋巴结等。弓形虫是孕期宫内感染导致胚胎畸形的重要病原体之一。这种病与艾滋病（AIDS）的关系亦密切。——译者注

几乎所有我访谈到的妇女都告诉我,她们在整个孕期都不吃生鱼和寿司,以减少感染的风险。[17] 相比之下,大多数的营养指导方针都积极地鼓励在孕期要多吃鱼肉(尤其是油性鱼类),尽管法国建议不要吃烟熏三文鱼或鳟鱼。[18] 大多数国家不推荐孕期食用寿司,但是一位日本营养师告诉我生鱼完全不被限制,并且日本人觉得限制的观点很可笑。绝大多数寿司都是从冰冻中解冻的,足以杀死任何罕见的寄生虫。不过即使在酷爱鱼肉的日本,人们也意识到,某些鱼类由于汞含量高,在孕期也应受到限制。[19] 过于谨慎的西方饮食指导方针建议完全禁食任何含汞量高的鱼,例如枪鱼、剑鱼、鲨鱼和蓝鳍金枪鱼。但是日本的饮食指导方针只是建议将这些鱼肉的摄入量减少到每周一次或两次。许多年来日本人一直在怀孕期间食用生的寿司(可能里面含有相当数量的汞)而没有出现任何问题,因此他们的建议看起来是明智的。

那生鸡蛋呢?多年来由于存在生鸡蛋会引起沙门氏菌的说法,西方孕妇一直都在避食新鲜的蛋黄酱、去壳的水煮蛋和慕斯。[20] 尽管有一些案例表明流产与沙门氏菌感染有关联,但只有千分之一的人可能在其一生中会经历沙门氏菌感染,因此这种情况发生的概率非常小,尤其是在短短的怀孕9个月内。[21] 这种做法再次把日本人逗笑了,多年来日本人在整个怀孕期间都在吃传统的益生菌发酵食品,如纳豆(发酵的大豆上配一个生鸡蛋),没有发生任何问题。在菲律宾,妇女事实上是被鼓励在怀孕前多吃生鸡蛋的,以此来"润滑产道"。[22] 在英国避免食用生鸡蛋和溏心蛋[①]的这一建议最近有了变化。现在，如果鸡蛋上贴有"红狮"印章，则意味着它携带沙门氏菌的风险较低，可以安全食用。像美国和其他国家，家禽中的抗生素、氯气或疫苗被广泛用以杀灭任何细菌，而未经处理的鸡蛋则需要在包装上予以标识。像蛋黄酱、蛋白霜和巧克力慕斯等大多数含有鸡蛋的商业产品，无论如何都要使用巴氏消毒鸡蛋，消灭有害菌。

乳制品是另一个雷区。就好像女性操心的事情不够多一样，西方营养指导方针还规定，除非是煮熟的，否则应避免食用所有带有柔软的白色外皮的奶酪，比如布里干酪和法国卡门培所生产的软质奶酪以及软蓝干酪。之所以这样，是因为这些类型的奶酪比起像切达干酪这样的硬质奶酪，其酸性更低并且湿度更高，是李斯特菌这样的有害病菌理想的生长环境。由于存在感染弓形虫病的小风险，她们还被建议完全避食未经巴氏杀菌的生牛乳奶酪（也就是本地手艺人自制奶酪）。甚至法国人也建议避食未经巴氏消毒的乳制品，即大多数软质、生乳奶酪和洗皮奶酪[②]。显然，并不是所有的法国女性都遵循这一建议，一些法国营养学家告诉我，她们和朋友们在整个孕期都在吃各式各样的奶酪，特别是她们过去曾患过弓形虫病，因此对其免疫。法国、奥地利和意大利的女

[①]溏心蛋，就是蛋黄还可以流动的白煮蛋。——译者注
[②]洗皮奶酪，这种奶酪出硬度之后整块泡入盐水或酒，泡好的皮比较亮，从杏色到红色，一般皮的味道比较浓臭，一般人受不了。——译者注

性可以稍稍在食用乳制品上放松一点，因为她们在怀孕初期和整个孕期都会接受常规血液检验，以检查是否有诸如弓形虫病等新发的感染，并在必要时可以立即接受治疗。

在怀孕期间感染李斯特菌的实际风险会增加20倍，但感染它的绝对概率仍然非常低。总体来看，每年在英国感染李斯特菌病的大约有20名孕妇，而其中3/4产下了正常的婴儿。[23] 即使你不幸在孕期感染了李斯特菌，也是可以完全治愈的，而且如果发现得早，很少会对胎儿造成影响。[24] 据估计，全球每天因李斯特菌感染而导致的死亡人数不足1人，相比之下，每天因车祸而死亡的人数高达3300人，因此你在驾驶座上死亡或伤害你的宝宝的可能性是你吃一大块布里干酪的数千倍。[25] 女性通常并没有被告知要避免食用袋装沙拉、水田芥和其他蔬菜，是它们而非奶酪，最近引发了西方李斯特菌的暴发。[26]

这些预防性的建议大多数都很少是基于科学证据的（如果有的话），它们主要是根据生活观察得来的，并且常常自相矛盾。在亚洲国家，许多妇女由于古老的传统和对某些热（阳）、冷（阴）或辛辣食物会引起流产的信念而限制饮食。[27] 在传统中医中，食物的阴阳平衡被认为可以决定人的整体健康状况。[28] 在欠发达的亚洲地区，孕妇被告知应避免食用南瓜和木瓜等"热性食物"以及奶酪、酸奶和香蕉等"凉性食物"。在加纳农村，妇女通常会戒绝这些"热性食品"和肉类，因为她们担心会产下畸形儿。这些信息通常是由她们信任的女性在家庭中传递的。我访谈过的很多印度和中国的营养师说，尽管从她们的亲戚和姻亲那里收到了很多批评和失望，但她们仍在孕期吃了这些"禁忌"食品，而且没出任何问题。

科学家们不愿尝试对孕妇的饮食进行试验，因为这可能被认为是不道德的，但我们确实摆弄了实验鼠的饮食。我们知道，在严格限制饮食的情况下低纤维饮食的怀孕实验鼠的肠道菌群会改变，因此其后代产生过敏、肥胖和其他健康问题的可能性会有所增加。[29] 有趣的是，我访谈过的大多数女性饮食或怀孕专家，在怀孕时都会偶尔无负担地吃一片意大利腊肠、一点红酒或一个溏心蛋。我们应该关注所有好吃的东西，而不是罕见的坏东西。

在西方世界中，我们往往过于谨慎，我们需要划清界限，正确看待风险。对某些食物的恐惧和炒作，以及医学上对进一步限制食物的关注，会增加人们对营养的焦虑和干扰。对一些女性来说，怀孕期间吃任何东西都是一个挑战，因为她们会有严重的晨吐症状。健康专业人员应该致力于改善饮食的多样性、质量和平衡，防止过度增重。准妈妈应该把精力放在保持健康上，而不该过分担心某些食物的禁忌。

第 15 章　　过敏的流行

过敏是一种现代现象，2100 万英国人和 5000 多万美国人报告其受到了过敏的影响，其中很多都与食物有关。[1] 备受关注的死亡案例成为新闻头条让我们感到更加焦虑，同时学校、餐馆、超市和航空公司也增加了对过敏原的警告。如果这种趋势继续下去，一包花生都可能会被视为大规模杀伤性武器。这种过敏流行催生了一个新型高利润的"免过敏"产业，其销售额每年增长约 20%。但 2019 年一项针对 40443 名美国成年人的研究中，其中 19% 自称患有食物过敏的美国人中，只有多一半（即总人数 40443 名中的 10.8%）是真正过敏。[2] 获得一个准确的医疗诊断既费钱又费时，尤其是在一些本就缺少过敏专科医生的国家。

如果你想立即得到确诊结果，非传统的互联网或街头测试可能很诱人，因为它们可以提供现场诊断。通过网络，你可以找到许多方法来解决你的问题，你可以通过血液、唾液或头发，使用最新的技术与科学来进行分析——所有这些都可以通过点击一个按钮来实现。唾液测试甚至适用于你过敏的狗。在这个基本上不受监管的世界，一些公司如雨后春笋般涌现，取得了惊人的突破。无论你是使用互联网、门店测试还是咨询当地的过敏营养师，现在你都可以得到一份个性化的食物清单，列着避免食用的食物以及独家不会过敏的特殊食品。

问题是这些过敏测试是一个无用的骗局，助长了人们对饮食和健康的沉迷和焦虑。一名记者用几种不同的门店或网上过敏测试对自己进行了监测，结果得到了一长串"危险"食品的名单，但这些测试结果之间完全没有共性。[3] 未经训练的"过敏专科医生"通常可以通过开"增强免疫力的营养补充剂"来获得额外的收入，据说能让你对过敏原耐受。但是这些补充剂无效又贵，即使你真的过敏了，它也不能解决问题。吃了某些食物后，你肯定会觉得不舒服，而这些测试会放大你的心理症状。所以，如果你过敏的朋友说服你相信你可能也对牛奶过敏，那么很有可能你在饮用牛奶后会感到不舒服，并将其从你的饮食名单中剔除。事实上，如果你认为某些东西会使你生病，它就会使你生病。

在医学界，过敏在二十世纪以前是闻所未闻的，一些鸡蛋和牛奶过敏的案例首次被记录在案，以及过敏首次被正式描述是在1969 年。过敏在全球范围内呈上升趋势，食物过敏导致湿疹患者的急剧增加，湿疹基本上是一种皮肤过敏。[4] 近期的增长大部分是真实的，但也有一些是由于宣传的增加和人们意识的提高。混淆过敏、不耐受和假的测试夸大了这些数据并导致误诊。食物过敏是一种由人体免疫系统引发的对某种食物的异常反应，会在食用某些特定的食物数分钟内出现气喘、肿胀和呕吐等症状。食物不耐受则与此不同。它缺乏明确的定义，症状（腹痛、腹泻、恶心）可延迟至 48 小时出现，使其很难被诊断出来。医生们在治疗过敏和不耐受方面得到了良好的培训，但他们没有时间去探究原因及症状。必然地，人们自然而然去其他地方确认诊断，而这些地方通常都是伪科学从业者。伪从业者只要参加一个简单的周末针灸或运动机能学的培训课程，就可以把自己包装成一个专家，说服一个脆弱的人花钱接受可能有害的治疗，或者遵循限制性的饮食方案。

一个很好的例子就是维加测试（Vega test）。这是一种针灸和顺势疗法①的综合运用，听起来很科学，直到当你把可疑的食物拿在手里时，得知它可以测量皮肤上的电阻，你就会意识到这完全是胡说八道。另一个完全无用的程序是毛囊测试，因为头发根本不涉及基于免疫的过敏反应。品特测试（Pinnertest）和艾维韦尔（Everlywell）等其他互联网公司也提供家庭血液检测，以检测食物中的蛋白质抗体。它们测试了一种名为"免疫球蛋白 G"（IgG）

---

① 顺势疗法是替代医学的一种。顺势疗法的理论基础是"同样的制剂治疗同类疾病"，意思是为了治疗某种疾病，需要使用一种能够在健康人中产生相同症状的药剂。例如，毒性植物颠茄能够导致一种搏动性的头痛、高热和面部潮红。因此，顺势疗法药剂颠茄就用来治疗那些发热和存在突发性搏动性头痛的病人。——译者注

的抗体，这种抗体通常在健康人吃东西时产生，它对抵抗感染很重要。适当的科学研究已经表明，这些抗体与食物过敏或不耐受没有任何关系，但这些血液测试表明，你对你经常吃的食物"过敏"，即使你的身体是健康的。[5]

你可能会认为实验室测试监管得很好，而且带有欧洲认证（CE）标志的测试（大多数都有）在临床上是可靠的。该标志的全部含义是测试及其包装符合健康、安全和环境标准。它不是科学有效的保证，只是简单地衡量它所衡量的内容。在美国，食物过敏测试被标榜为"实验室研发的测试"，这似乎是合法的、医学化的，但你不该被骗。只要它们不进行疾病的临床诊断，它们就不受监管。在英国，广告标准局（Advertising Standards Authority，ASA）已强制一些过敏测试公司删除或修改误导性信息。这些公司只是通过简单地更新它们的营销活动来解决这个问题。缺乏对检测的监管是一个日益严重的问题，就像食品和维生素补充剂（见第 5 章）随着全球互联网销售而增长，它不能由单个国家单独处理。除非对规定做出改变，否则人们将继续被误诊和误导。

即使在医学界，我们最好的食物过敏测试——免疫球蛋白 E（IgE）血液测试和皮肤点刺测试——的准确率最多也只有 50%。免疫球蛋白 E（IgE）血液测试测量的是一种蛋白质的水平，它通常会在一些过敏患者体内升高。这个测试是有实际临床意义的（与免疫球蛋白 G，即 IgG 蛋白测试不同）。皮肤点刺测试是用一根小针将你可能过敏的少量蛋白质注射到皮下。如果你过敏，它会引发一个小红肿，也就是一个小的可控制的过敏反应。虽然这些测试是有科学依据的，但它们常常是错误的，我们经常会在相同过敏情况的同卵双胞胎身上得到不同的结果。将近一半的人对至少一种过敏原呈阳性反应，即使他们没有过敏症状，相反，许多有过敏症状的儿童可能没有阳性反应。[6]

据我过敏科同事所说，皮肤点刺和免疫球蛋白E（IgE）血液测试是有价值的，但它们只是作为专家做出的良好医学检查和病史的一部分，然后专家会检查可能的过敏情况和可疑的食物。就这些检查本身而言，它们可能具有危险性和误导性。美国最近的一项研究发现，80%的人通过这种方式被误诊为过敏，导致他们开始排斥食物。[7]相比于食物过敏，目前没有科学的、经过验证的诊断食物不耐受的方法，因为食物不耐受不涉及免疫系统。唯一确定的方法是进行食物排除性饮食，对食物和症状进行记录。理想情况下，你应该从营养师那里获得建议，再找人帮你进行一个"盲法食物再激发试验"（blinded food re-challenge test）①，包括测试真正的食物和虚拟的食物，这样你的焦虑就不会给结果带来偏差。

对过敏或不耐受的误诊可能是致命的。一个十几岁的孩子告诉我，她的全科医生多年来一直根据免疫球蛋白E（IgE）血液测

①与回避试验相反，食物激发试验是有目的、有准备地服用可疑过敏食物，观察是否出现过敏反应的症状，此为诊断食物过敏的金标准。它包括开放、单盲、双盲3种试验方式。由于此类试验可能会危及生命，因此必须在专业医生指导下才能进行。试验前患者要严格避免摄入可疑食物，如近期无症状且未用对症及抗过敏药物，可以进行试验。——译者注

试和模糊的症状诊断她对牛奶过敏。多年来，她戒掉了她最喜欢的食物——奶酪、酸奶、奶油，然而她的症状在不断恶化。每当她出现更多的症状去看医生时，医生都会告诉她从饮食中减少更多的食物。直到几年后她换了医生，新医生才解释说她患有严重的炎症性肠病（克罗恩病，即 Crohn's disease），需要适当的药物治疗。

我们对自己和孩子的健康感到焦虑，这是由于报纸的头版头条高调报道了一些食物过敏的案例，极端罕见和致命的过敏反应被大肆渲染。这意味着我们认为严重过敏比其实际的情况更常见。以娜塔莎·埃德南 - 拉彼鲁兹（Natasha Ednan-Laperouse）的故事为例，2016 年，这名少女在从伦敦飞往尼斯的途中不幸死于致命的芝麻过敏反应。罪魁祸首是一个百特文治（Pret a Manger）的洋蓟橄榄长棍面包，其中含有少量芝麻，娜塔莎对芝麻严重过敏，但食品标签上没有标识清楚。一些连锁餐厅现在非常害怕食客因为过敏反应而对其起诉，所以它们建议 1/5 认为自己有食物过敏的人去其他地方进餐。

死于过敏反应的概率是相当低的。在英国，每年只有 10 人。相对来说，死于哮喘的可能性要大得多，英国每年有 1400 人死于哮喘，美国每年约有 3700 人死于哮喘。然而，这样的统计数据通常不能令人安心：对父母来说，有一个严重食物过敏的孩子压力非常大，而且过敏发作对每个人来说都是突然且可怕的。这是一个非常感性的话题，这就是为什么过敏医生对过度诊断保持沉默。

我曾写过一篇关于在飞机上过敏的文章，解释花生中引发过敏的蛋白质成分并不会在打开包装时释放到空气的微粒中，结果我因那些来自患者父母愤怒的、有时甚至是威胁的评论而不堪重负，这让我明白了我过敏科同事的沉默寡言。

聪明的营销活动正在说服消费者遵循无乳制品饮食，例如2019 年欧特力（Oatly）的广告"它像牛奶，但为人类制造"。纯素食牛奶（vegan milk）的销量在过去 3 年增长了 30%。"免过敏"的婴儿奶粉行业和儿科医生之间的亲密关系使情况变得更糟。2006年至 2016 年，尽管没有证据表明真正对牛奶过敏的人数有所增加，但开给对牛奶过敏的婴儿的专业牛奶处方增加了 500%。这种对牛奶过敏的过度诊断对母亲和婴儿都有潜在的危害，它混淆了母乳喂养对女性健康的明显益处，母乳喂养并不存在过敏的情况。

任何形式的限制性饮食都会使你或你的孩子有很大的风险出现营养不良或营养失调，一些全国性的调查显示这种情况正在发生。一些儿童的生长发育正因为过度限制饮食而受到阻碍，生食和纯素食主义的饮食法有时甚至会导致儿童因营养不良而死亡。另外还可能会产生一些社会后果：一个孩子不需要被告知他不能吃生日蛋糕、果冻和冰激凌，否则他会失去参加一些聚会的机会。

如果你怀疑自己有食物不耐受的问题，你可以尽一切办法测试自己的饮食，通过排异法或者食物激发试验法，但不要被骗去接受这些虚假测试。如果你过敏更严重的话（尽管发生严重过敏反应的可能性非常低），应该向医生寻求医疗建议，医生会了解你的病史，进行必要的测试，并将你转给过敏专科医生。许多人没有意识到，一些过敏，比如对鸡蛋和牛奶的过敏，往往会在几年后消失，而其他的过敏，如花生过敏却往往会一直持续下去。但即使这些终身的食物过敏也可能是"可治愈的"——圣托马斯医院（St.Thomas' Hospital）的几位同事率先采用了一种新方法，让病人在过敏专家医生的护理下逐步食用少量的花生过敏原。这项研究是一项涉及 500 多人的成功的大型试验，但迄今为止这种方法只限于儿童。[8]这引起了很多争议，争议集中在过敏的父母是否应该在孩子的早期生活中引入花生过敏原。

也许最坏的事情是把你的饮食限制在一些过于谨慎的"安全"食物上。因为限制饮食降低了食物多样性和纤维摄取，这会永久性地损害你的肠道健康，特别是在怀孕期间，会潜在地加剧你的过敏和症状。[9]尤其是对患有异位性湿疹的儿童来说，回避饮食对他们常常是有害的。[10]我们对保健、食品安全和限制性饮食的执迷可能导致了我们当前的许多问题，如果我们不小心处理，我们现在的这种趋势在未来可能会引发更严重的健康问题。

第 16 章　　无麸质饮食时尚

💡 **迷思**　　　麸质是危险的

在过去的 10 年里，麸质（gluten）① 已声名狼藉。关于麸质，不论专业知识如何，每个人似乎都有自己的看法，名人、医生和营养学家把麸质贴上不健康、不必要和具有潜在危险的标签。大量关于麸质的误传，再加上缺乏专业人士对营养的良好建议，导致了无麸质和低麸质饮食的日益流行。食品产业视此为利润丰厚的新兴市场，当前其全球市值规模至少在 170 亿美元，并将以每年约 10% 的速率增长。这关系到巨大的利益，金钱的力量微妙地塑造和影响着这场辩论。

鸡胸肉、洗发水甚至水都被贴上了无麸质的标签以提高销量，

---

① 麸质是谷物特别是小麦中的一组蛋白质。麸质使面团具有坚固的结构。在面包加工时的醒发过程中麸质蛋白形成网状结构，如果没有麸质就不能形成这样的结构，面包也就不能发酵。——译者注

食品产业正在从消费者对麸质的普遍关注和误解中获利。不只是食品公司——名人、健康专家和意见领袖们用无麸质产品轰炸我们，包括诺瓦克·德约科维奇（Novak Djokovic）[①] 这样的体育明星所带来的奇闻逸事。[②] 在获得世界排名第一的位置时，他将自己的成功归于改为无麸质饮食。[③] 这似乎是一个强有力的证据，但不久之后他的排名又连续好几年呈下滑趋势，这显示出在流行饮食方面依赖个人逸事是有风险的。同样地，当传统医药让人们失望的时候，出现了很多可疑的故事，名人或意见领袖们突然间治愈了自己的神秘疾病。

世界上大多数的谷物（小麦、黑麦、大麦和燕麦）含有一种叫作麸质的蛋白质。麸质，在拉丁语中是胶水的意思，是两种更小的贮藏蛋白质（storage proteins）的混合物，即醇溶蛋白（gliadin，使面团具有可塑性）和麦谷蛋白（glutenin，使其具有弹性）。水与面粉混合，从而形成麸质，这使得面团具有独特的纹

---

① 诺瓦克·德约科维奇，1987 年 5 月 22 日出生于塞尔维亚，职业网球运动员。截至 2020 年 2 月 25 日，德约科维奇已经赢得包括 17 个大满贯、33 个大师系列赛和 5 个年终总决赛在内的 74 项 ATP 单打冠军。——译者注

② 德约科维奇在 2013 年出版了他个人的第一本书《德约科维奇：一发制胜，我的 14 天身心逆转计划》(Serve to Win: The 14-Day Gluten-Free Plan for Physical and Mental Excellence)，他在这本书中特别揭露了他的饮食原则——去麸质的做法与执行初衷。——译者注

③ 德约科维奇从 2010 年底开始使用无麸质食品，在 2011 年，他斩获了澳网、温网和美网 3 座大满贯冠军奖杯。有趣的是，2015 年温布尔登网球公开赛男单决赛中，德约科维奇击败费德勒，夺得了生涯第 9 个大满贯男单冠军。夺冠后，非常激动的德约科维奇再次上演了 2014 年吃草的一幕，"我确定这是无麸质的，这不是经过加工的，是完全有机和全天然的，我可以吃的。很明显，再度夺得温布尔登后重演去年这一传统是非常有趣的。当我还是孩子的时候，就梦想着拿下温网，所以我一直想在庆祝夺冠时这样做（吃草），我希望人们不会因此而感到苦恼"。——译者注

理、弹性和形状。这些特性可以通过发酵、盐或改变酸度或湿度的方式而改变。

毫无疑问，麸质是面包师的朋友，它是世界上消耗量最多的蛋白质之一。它简直无处不在。面包、意式面食、糕点、饼干中，以及啤酒、酱油和肉汁等一些不太明显的食物来源中都有它的身影。但是对于全部人口中的一小部分人（少于 1%）来说，由于被医学诊断为乳糜泻（coeliac disease）①或更罕见的小麦过敏症，他们别无选择地要避免所有麸质来源的食物。乳糜泻经证实为对麸质过敏，它是一种自身免疫性疾病，当摄入麸质时免疫系统会攻击自身组织。即使是最微量的麸质也会引起患者出现一系列使其虚弱和不适的症状，包括严重的腹泻、呕吐、剧烈的体重减轻、疲劳和贫血。

对于这些不幸的人来说，控制这些症状的唯一方式是进行无麸质饮食。在显微镜下，摄入麸质对肠道的损害清晰可见，这就是为什么疑似患者将接受一小部分小肠测试，从而作为诊断过程的一部分。他们还需要由医生进行详细的血液检验，而不是在高速公路上购买宣称奇迹般的"过敏测试"产品。至关重要的是，患有乳糜泻的患者需要在接受医学检查之前至少 6 周定期食用麸质以获取准确的结果。

---

①乳糜泻是一种由谷蛋白引发的免疫介导性疾病，其实它是一种免疫反应。当遗传易感人群摄入谷蛋白之后，身体会将其视为"入侵者"而对小肠内壁进行攻击。因此乳糜泻患者的小肠营养吸收能力被大大削弱，导致营养吸收异常，从而引发各种疾病症状。——译者注

　　乳糜泻与遗传因素密切相关，但是奇怪的是，即使食用了含麸质食品，也并非每个具有易感基因的人都会患病。在同卵双胞胎中可能会出现这样的状况：两者都有乳糜泻基因，并有着相似的生活方式，但是其中的一个人可能患有这种疾病，而另一个人则毫无症状。与许多疾病一样，我们肠道中微生物的个人化模式可能是问题的关键。人们经常把乳糜泻与更常见的肠易激综合征，甚至悲伤情绪混淆。

　　真正对麸质过敏其实是罕见现象。那么所有围绕它而产生的恐惧是从何而来的呢？ 2013 年，一项对啮齿动物进行的颇具影响力的研究表明，高麸质饮食与体重增加之间存在相关性。近年来，出现了大量耸人听闻的伪科学书籍，它们痛斥麸质不健康、不自然且对我们的身体有害。围绕麸质的负面消息与食品和健康产业中的新趋势密切相关，在社交媒体上，特别是在"吃得少而精"（clean-eating）的博客和类似的网站上，这样的信息被广泛宣传。这项关于啮齿动物研究的结论被所有人所分享，尽管这里面存在一个重要的警告，即人类每天摄入的麸质要与实验鼠相当的话，需要摄入 20 片全麦面包，即使是对最饥饿的人来说，这也是一项令人印象深刻的壮举。来自同一实验组的另一项研究也显示了相似的结果，研究人员指出麸质在某种程度上对实验鼠的代谢率产生了不利影响。在 2017 年的一项最新研究中，大剂量的醇溶蛋白（麸质的主要成分）作为高脂饮食的一部分喂给了实验鼠。虽然实验鼠经历了一些代谢和微生物的变化，但体重并没有增加，反而形成了更小和更为高效的脂肪细胞。实验室的研究显然缺乏一致性，而且至关重要的是，所有这些实验都是由近亲繁殖的实验鼠完成的，实验对象绝少转化为人类。

　　尽管当前流行无麸质饮食（GF，gluten-free diets），但是没有有力的证据表明避食小麦对你有好处。与普遍的看法相反，最近的一项大型跟踪研究发现，长期饮食中摄入麸质与心脏病风险增加之间并无关联。相反，研究发现，限制麸质会导致有益于心脏健康的全麦食品的摄入不足，这可能会增加心脏病的患病风险。[1]这项针对 10 万名美国健康专家进行的超过 26 年的研究发现，麸质摄入量最低的人心脏病发作的概率高出 15%。虽然是观察性的研究并可能存在偏见，但似乎额外强调无麸质饮食的"健康"则可能会对你的心脏健康不利。大约 1/10 的英国人现在说自己遵循的是无麸质饮食，而在美国这个数字甚至更高，尽管事实上只有不到 1% 的人被医学诊断为患有乳糜泻。调查还显示，虽然大多数人听说过无麸质饮食，但只有 20%～50% 的人清楚地知道麸质到底是什么。尽管缺乏这一关键信息，许多人还是试图遵循无麸质饮食。

　　患有乳糜泻的儿童肠道微生物菌群是异常的，拟杆菌和促炎性大肠杆菌的水平升高；通过遵循严格的无麸质饮食，这些菌类可以降低至正常水平。我们现在知道，生活在我们小肠中的肠道微生物可以产生酶，它将麸质分解成较小的部分，并影响我们对麸质的可变因素和个人化的反应。一项对 20 名患者使用常见的益生菌（双歧杆菌，Bifido infantis）的小型随机试验表明，乳糜泻症状可以得到缓解，这进一步指出了在缓解这种非常奇怪的现代自身免疫疾病时微生物的作用。

直到最近，乳糜泻仍被认为是北欧地区独有的疾病，尽管我们现在已经知道，美国人与欧洲人有一样的患病风险（大约 1% 患病率）。意大利人——也许是世界上最大的面团消费者，其乳糜泻患病率也与欧美患病率大体相当。[2] 意大利乳糜泻患者可能比其他任何人都要艰难，意大利面和比萨在意大利饮食中占了相当大的比例。有一些微弱的证据表明，在一些国家，乳糜泻的发病率正在上升，尽管还不清楚这是否是真的，还是仅仅反映了食品产业正在经历的"麸质恐慌"（gluten panic）。

更为复杂的是，由麸质引发的症状不符合乳糜泻诊断标准的人可能会出现争议的情况——"非乳糜泻麸质敏感性"，一种新建立的疾病，仍然缺乏明确的临床定义或诊断测试。[3] 如果排除了乳糜泻，当你遇到消化问题并仍怀疑是麸质引起的时，则不妨尝试6 周的无麸质饮食，看看症状是否消失。然后，至关重要的是，重新在饮食中加入麸质，以测试它是否真的是罪魁祸首。不过要注意的是，你对麸质判断正确的可能性很低。2015 年，意大利的一项研究对 392 名自称患有麸质不耐受症的患者进行了为期两年的跟踪调查，要求他们戒掉麸质，然后重新将其引入饮食中，结果发现：6%的人有一些乳糜泻的迹象；7% 的人符合非乳糜泻麸质敏感性的标准；200 人中只有 1 人患有罕见的小麦过敏症；剩下的超过 80%

的人，尽管这些人在食用麸质后有症状，并自称是麸质不耐受症，却没有因食用麸质或小麦而受到明显的不良影响。因此，尽管麸质敏感性可能以某种形式存在，但它远比我们想象的要少。

人们通常会这样说，"无麸质"饮食带来的感觉更好。即便由于对什么是麸质以及什么食品含有麸质缺乏明确的认识，很多人还是在不知不觉中摄入了麸质。我们的心理信念有对我们的身体健康产生影响的惊人能力，被称为"安慰剂效果"；这有据可查，安慰剂效果可以改善或恶化我们的症状。在一项临床试验中，每三名患者中就有一名服用安慰剂片；据报道，服用安慰剂片通常会对肠道产生副作用，使肠道症状恶化；而服用假止痛药的患者疼痛水平平均改善了 30%。说到食物，我们可能更容易受人影响。

有些人可能会觉得无麸质饮食更好，因为通过避免麸质，人们也可以从饮食中排除其他诸如啤酒、小麦和黑麦等麻烦的食物，所有这些都会导致肠易激综合征患者的消化问题。一些人受益于无麸质饮食，因为这些人在吃东西时会更细致地思考，从而选择更健康的食物，避免随意地吃零食。这种益处将取决于你日常饮食是好是坏，这与许多人第一次尝试素食或严格素食时的经历类似。一般来说，如果你相信一种食物会让自己感觉不适或更好，至少在短期内这种可能性是存在的。随着人们越来越依赖社交媒体上所谓的专家的建议，他们的饮食也越来越受到限制，因为根据有限的科学证据，各种不同的食物类别都被认为是危险的或不健康的。

虽然无麸质饮食可能有助于缓解某些人的症状，但对于另一些人来说则可能导致营养问题。无麸质产品通常缺乏维生素 B12、叶酸、锌、镁、硒和钙。其他研究发现，与同类饮食相比，西班牙的无麸质饮食平均含有更多的脂肪和更少的纤维。显然，从你的饮食中排除一个完整的食物组可以减少纤维和饮食的多样性，这会影响我们的肠道微生物，从而可能产生长期的不良影响。[4]

商业生产的无麸质产品通常是高度精炼和高热量的，因为需要复杂的成分替代才能接近麸质产品所提供的纹理特性。最近的一项研究发现，与原来的小麦品种相比，无麸质面食（煮起来很筋道）会导致血糖峰值持续升高。[5] 这可能是因为使用了一系列高度精炼的碳水化合物产品来模仿小麦的质地，这意味着糖可以被快速释放。无麸质食品的成分清单通常要长得多，并且添加了许多化学物质，它们可能会给我们的身体及微生物带来未知的影响。总的来说，长期来看，经常食用工业化的无麸质食品可能导致体重增加、糖尿病风险增高。

尽管受访的美国人中的 65% 认为无麸质饮食更健康，但没有有力的证据支持这一观点。2019 年，一项针对 28 名健康受试者的研究对有无麸质的饮食状况进行了为期两周的随机双盲研究[①]，两组之间没有发现任何症状上的差异。[6] 如果你正在对自身饮食和生

①盲法试验主要包括单盲试验（single-blind trials）、双盲试验（double-blind trials）等，单盲试验是仅研究者知道每个病人用药的具体内容，而病人不知道，单盲试验虽可以避免来自病人主观因素的偏倚，但仍未能防止来自研究者方面的影响。双盲试验是研究者和病人都不知道每个病人分在哪一组，也不知道何组接受了试验治疗，此法的优点是可以避免来自受试者与研究者的偏倚。——译者注

活方式进行重大改变，例如减少摄入能量密集的精制食品，如蛋糕、饼干和糕点，并用无麸质的谷物、水果和蔬菜等更健康的食物代替它们，可能会发生体重轻微下降，而你很可能会感觉更好。另一方面，如果你的无麸质饮食由高度精炼、能量密集的食品组成，那么很可能会体重增加并感觉更糟。体重的这些变化与你饮食中是否含有麸质无关。营养素并不是你唯一会错过的东西——你的钱包也可能会受到影响。无麸质食品价格昂贵，与标准对应物相比，你需要以 5 倍以上的价格来购买无麸质饼干、面包和意式面食。

大规模的研究表明，如果真要说摄入麸质会带来什么影响的话，那就是可以降低患病和肥胖的风险。99% 的人食用全麦谷物是安全的，这个例子或许可以帮助你进一步认同这一说法。最近，一项对 60 名丹麦成年人进行的为期 8 周的随机试验发现，与食用精制谷物的人相比，富含麸质的饮食可以降低体重，降低应激（炎症）的血液指标。[7] 如果你尝试改变饮食，要知道，接下来你所收获的任何益处都不大可能是出自麸质本身。除非你患有医学上确诊的乳糜泻或罕见的小麦过敏症，否则"平均而言"，避免食用麸质可能对你弊大于利。

　　　骑上自行车

　　　运动会让你变瘦

　　"继续！""使劲儿蹬！""当你的心率在橙色区域时会燃烧更多卡路里，燃烧更多脂肪，一会儿你就能喝得更多。"这是几年前我在伦敦一家健身房短期参加的运动课的口号。燃烧脂肪的迷思是源于 1958 年的众多观点之一，即 1 磅脂肪包含 3500 卡路里的热量。这个观点延伸出一种简单的想法：如果你每天通过运动燃烧 500 卡路里热量，1 周就能减轻 1 磅，1 年可以减轻 50 磅。我们被告知，在过去的 30 年里人们变得更加肥胖的一个主要原因是我们变懒了，缺乏足够的运动。孩子们不再步行去学校或定期做运动，年轻人看电视太多，每天花好几个小时在家里上网，而不是步行去见朋友，更少的人进行体力劳动，很多人在家里工作。运动的信息针对从学龄儿童到退休人士的所有年龄段人群：去健身房，多走路，多运动，多消耗卡路里，这将改善你的新陈代谢并助你减轻体重。[1]

为了鼓励我们，现在有了可穿戴设备告诉我们何时达成了神奇的 1 万步，允许我们吃点零食庆祝一下，喝恢复性运动饮料或啤酒。我的漂亮手表会在达成这个神奇数字时响起"哔哔"的庆祝声，但这可能只发生在我花了一整天在希思罗这样的大型机场闲逛时，而且我的大部分时间都是坐在飞机上。1 万步目标（一个不错的整数）是一家日本计步器公司在 1964 年东京奥运会前发明的，目的是让人们不再懒惰，并没有什么科学依据。记步数与你的心率增长并不必然相关，也不会受到举重或骑行等剧烈运动的影响，这可能会让你错过短时间的运动，甚至只是快步走，而这些对你的健康可能更有益。一项对苏格兰邮政工人的小规模研究显示，健康的益处可能只在每天行走超过 1.5 万步时才有，但其并没有明确的界限。[2]

许多政府持续传达着运动减肥的信息，甚至连米歇尔·奥巴马也在美国发起了"动起来（let's move）"运动——但这些有多少科学依据呢？让孩子们在学校做更多的运动能防止他们体重增加、变成肥胖的成年人吗？几乎所有的人类数据都显示很少或根本没有差别。一项对普利茅斯的 300 名学龄儿童的前瞻性研究①发现，

---

① 前瞻性研究（prospective study）是把研究对象选定，研究方式预定好，相关的影响因素纳入统计范围，在这些条件下，根据这些因素去做持续的追踪研究，分析判断，最后在原定计划的时间内做出评估，把符合原来设计的方法的所有例子都列入统计（这个阶段，不只是选有效的来统计），全部结果都要呈现。最终，选择的结果经过计算并纳入统计范围，相关影响波动有效的因素构成重点目标，继而对这些因素进行深入研究。——译者注

运动对青少年成长期的体重没有影响，一项针对 6800 名日本人的大型研究未发现 60 岁人群的体重差异，据称这些人在 30 岁之前进行过大量的运动。[3] 对业余跑步者的研究表明，尽管他们已经尽了最大的努力，他们的平均体重会随着年龄增长而缓慢增加，因此不得不每年跑得更远以保持体重。一项对 14 名美国电视节目减肥冠军的跟踪调查显示，运动是成功率最低的减肥方式，而且在保持体重方面只起到了很小的作用。许多试验清楚地表明，节食组的减肥效果比运动组强得多，并且只有在你吃得更少的情况下运动才起作用。对采取不同运动模式的同卵双胞胎进行研究，有助于我们观察一个长期的临床试验可能是什么样子。我们对英国的双胞胎数据库（TwinsUK database）进行研究时发现，定期运动的那个人只比另一人轻了 1~2 千克。这强调了一个事实：我们大部分的能量消耗由基因决定，它在很大程度上是先天的。

我们总是假设我们的祖先整天四处奔跑狩猎和采集，这些持续的运动使他们保持健康和苗条。但当我与坦桑尼亚的哈扎部落（他们是东非最后一个采猎者部落）共处一个星期后，我感到非常惊讶。他们似乎和我们这些西方人一样懒。这些人时常躺着，大多数时候四处闲逛并和其他人聊天，只去尽量近的地方获取食物。由于一年中大部分时候物产丰富，他们基本都不会走太远。一组研究人员在他们身上放置了活动追踪器，测量他们 11 天里静止和运动时的代谢率。研究证实，这些人大部分时间坐着不动，每天步行 4~6 千米，在体力活动上平均消耗的卡路里并不比西方人更多。他们的静止代谢率也与西方人相似。这些人的纤瘦归功于多种高纤维、浆果和肉类饮食、吃得并不多、避免吃零食，而不是每天虔诚地走 1 万步。[4]

运动无法产生我们期待的那种神奇效果的原因有很多。第一个原因是我们的期待太高了。我们大部分的能量消耗是固定的，并且很难改变。大约 70% 的能量消耗在先天的静止代谢率上，我们的细胞燃烧这些能量以维持生命；大概 10% 的能量在消化食物的过程中被消耗掉，只剩下 20% 左右的能量进行体力活动，并且其中一半用于小动作、坐立不安、静坐和站立。对大部分人来说，全部能量消耗中只剩 10% 左右可以被利用。这 10% 可以被改变的能量消耗，比减少食物摄入消耗的能量少 10 倍。即使你强迫自己每天去健身房，你的身体也会抵触你的减肥尝试。如果你幸运的话，少量的脂肪可能会被肌肉取代，由于脂肪更轻，这也许会使你变得更重。但更可能的是，你的身体会错误地认为你处于危险当中，从而采取措施以弥补能量储存的潜在损失。身体会让你在事后吃得更多，在短期内轻微降低你的代谢率，并通过让你感到疲惫来降低你的潜意识和意识活动水平。更不公平的是，这种补偿机制在超重人群中更加明显。[5]

更糟的是，我们经常高估我们的能量消耗，低估事后吃的食物的热量。[6] 即使你不在运动后暴饮暴食（这不太可能），数据显示，如果一个超重男子每周努力地跑 4 次、每次跑 1 个小时，1 个月最多也只能减掉 2 千克。运动会刺激人的胃口，而多吃一片比

萨就能抵消掉 45 分钟的游泳效果，一个玛氏巧克力棒（Mars bar）
和一杯橙汁就能抹杀一次精疲力竭的动感单车课的努力。

我们对运动可以解决肥胖问题的笃定来自另一个重要口号
"热量摄取，热量消耗（calories in and calories out）"，这个口号错
误地赋予所有减肥方式同样的重要性。从二十世纪八十年代开始，
食品和饮料产业一直通过持续的、微妙的广告活动传达着这一想
法，令公众认为他们的肥胖只是因为懒惰，只要人们进行更多的
运动，就能够随心所欲地摄入含糖饮食。这些公司之所以如此富
有，是因为含糖零食和饮料的利润非常巨大（大约是未加工食物
的 4 倍），它们有财力在奥运会或世界杯等赛事上投入数十亿美
元。除了让公众认为运动和含糖饮料是相辅相成的，它们还花费
数亿美元资助学术机构研究体育活动和体重与健康的关系。这笔
慷慨的资金有益于研究者的职业生涯，但阻止他们对含糖垃圾食
品和零食的更大风险进行高质量的研究。不幸的是，由于食品产
业已经制定好了议程，政府和健康部门对此袖手旁观，对能够节
省支出乐见其成。当我比较近 30 年来全球发表的论文数量时，发
现对体育活动和体重关系的研究数量比对糖分摄入和体重的研究
要高出 12 倍。我们也知道，受产业资助的那些研究从来不是毫无
偏见的，作者出于好意很少得出令资助者不高兴的结论。

将含糖饮料重新包装为运动饮料是一个聪明的营销理念，
这也需要一些研究来支持它。首家大规模生产这类饮料的是美
国的运动饮料品牌"佳得乐"（Gatorade）[现归百事可乐公司

(PepsiCo) 所有]，其规模相当于英国的运动饮料品牌"葡萄适"
(Lucozade)。它在美国的广告宣传了这样的故事：它的含糖饮料
提供了赢得比赛所需的能量，在半场时完全改变了佛罗里达一支
失利橄榄球队 [鳄鱼队（the Gators）] 的命运。接下来，它和其
他大公司通过各种中介（如科学机构或慈善基金会）进行研究
赞助，以证明他们的饮料对运动员的表现和恢复有显著的促进作
用，这归功于添加的矿物质和电解质的魔力。经过对一些调查进
行报道后，2015 年披露出可口可乐公司在英国投资了超过 1000 万
英镑的资金用于资助和直接影响学术研究，另外还通过它的欧洲
水化作用研究所（European Hydration Institute），向英国营养基金
会（British Nutrition Foundation）、肥胖论坛（the Obesity Forum）、
英国饮食健康协会（the British Dietetic Association）、运动英国
(UKactive) 以及英国政府健康和营养政策的许多关键顾问等研究
人员和有影响力的人士提供了另外的 500 万英镑，其中一些人曾
公开对糖与肥胖之间的关系表示过怀疑。[7] 在美国也可以看到同样
的情况，每年有数百万美元用于研究资助和游说（见第 6 章）。[8]

所有的大公司集体创造了一个迷思，即他们的产品提供的持
续水合作用（即补水作用）（hydration）[①] 对避免伤害和疲劳至关
重要。它们还肯定地表示，糖和电解质饮料比水更好。从来没有
证据显示低于 3 小时的运动补水不足会造成什么问题，但跑步者

---

①水合作用的实质是水分子整体进入矿物晶格，从而使矿物体积增大的作用。——译者注

总被敦促要尽可能多地喝水；不幸的是，目前过度补水造成的死亡相当频繁，而脱水导致的死亡却根本不存在。[9]之前大多数的研究都是有偏见的、微不足道的，但一个观点在公众心中根深蒂固——不喝点含糖饮料你就不能做适当的运动。客观的研究已经表明，你不需要任何特殊的饮料或补充剂，除非你是专业运动员或高强度运动超过 3 个小时。[10]

虽然没有证据表明正常的运动有助于大多数人减肥，但有充足的证据表明运动对于其他常见的健康问题很有价值，可以说是我们的头号良药。它有助于提高胰岛素的代谢率，帮助肌肉吸收糖分，从而降低糖尿病的风险。同样有高质量的证据表明，有规律的剧烈运动能够提高心率，降低心脏病、高血压风险以及血脂水平。较少数量的研究也表明，运动和其他疗法一样有助于改善抑郁症，减少痴呆症，少数研究甚至发现运动对精神分裂症也有好处。[11]减肥是运动不能做到的少数几件事之一，为了减肥我们大多数人必须吃得更少，并且要选择更适合我们新陈代谢和肠道微生物的食物。这些规则总有例外，因为我们每个人的基因和微生物都是独特的。我们的双胞胎研究项目显示，做出运动的选择具有很强的遗传性，有的人天生就比其他人更享受运动，另一些人则觉得运动相当不愉快。

最近一项研究对 256 名在健身房运动的学生进行了观察，比较了他们健身前后的零食选择。相对于苹果，运动后大部分人更偏好不健康的布朗尼蛋糕。但实际上，有 1/5 的人在运动后感觉没那么饿，他们更有可能改变主意，拒绝任何零食。[12] 这意味着有少数人既享受运动，又缺少常见的强大代偿机制。不过，不要指望这个。我依然在手腕上带着我神奇的 1 万步计步器，但就像一些大型研究表明的那样，戴着它的人一年下来比那些不戴的人增加了更多体重，当我想变瘦的时候也许会摘下它。

第 18 章　　精神的食粮

💡 迷思　食物只影响我们的身体健康，
而不会影响我们的思想

"以食为药，以药为食。"希波克拉底（Hippocrates）[1] 深谙食物对情绪和健康的重要性，但几个世纪以来他所传达的信息已被世人遗落，我们沉迷在神奇的药物或矿物质补充剂这种能一步到位解决疾病的力量中。忧郁症是抑郁症的历史术语，极易被描述为对生活中所有重要方面都失去兴趣。其实它存在于我们所有人生活中的某个瞬间，在没有明确原因的某些时刻，或是经历了一些压力、创伤、丧亲之痛或人生大事之后，有抑郁情绪是很正常的。但有些人未能从这些低潮中触底反弹。当这种状态持续数周以上时，它通常会被称为"临床抑郁症"，某些人也许会持续这种状态长达数年。它可能发生在任何年龄段，每 6 个成年人中就有

①为古希腊伯里克利时代的医师，被西方尊为"医学之父"，西方医学奠基人。——译者注

1 人受其影响，儿童期出现此症状逐渐普遍，妇女的发病率较高，甚至有 1/7 的产后抑郁症患者常被忽略。抑郁症在世界上每个国家都很常见，尽管美国在此范畴中名列前茅，中国和日本居于末位。由于失业，抑郁症每年在全球造成超过 2000 亿美元的损失，是年轻人最常见的死亡原因之一。大约有一半的病例与焦虑有关，这是一个更常见的问题，它会导致诊断上的混乱，同时肠道症状也频繁出现。

二十世纪八十年代，我在伦敦东部的一个肺结核病区担任初级医生，病人常常被关在病房里连续几个月，服用 3 种抗生素的混合物，他们时常情绪低落。其中大多数人都被治愈了，他们离开医院的时候非常开心。事实证明，产生这种快乐的部分原因是一种叫异烟肼（isoniazid）的药物，它和杀死微生物的功能一样，在随后的试验中被证明可以改善情绪和缓解抑郁。因为这种药物增加了大脑中像血清素和多巴胺这样的化学物质的水平，它推动了更好的、更专业的抗抑郁药物的发现，这些药物已经成为治疗的主体。像百忧解（Prozac）这样的药物刚一问世，就在一夜之间引起轰动，每年为公司带来数十亿美元的利润。公司花费数百万美元给医生"礼物和回报"，促使他们开出成千上万的此类处方，即使是针对微不足道的或短期的病因。这种药物的销售持续增长，近 15% 的英国成年人曾经服用过它，13% 的美国人目前正在服用，其使用范围是他汀类降胆固醇药物的 2 倍多；仅仅是在英国，每年就有 7100 万份处方，有超过 30 万名儿童定期服用。在大多数发达国家，处方药的比例每 10 年翻一番，因为它们看起来更像是 M&M 巧克力豆，而不是危险的药物。

问题是，对于许多真正患有抑郁症的人来说，这类药物的效果并不好。尽管在部分人群中，它们可以挽救生命，但对于抑郁症患者就算是增加了剂量，对超过一半的人没有任何显著的改善，并且它们经常引发副作用，如情绪麻木和性欲下降。[1] 制药产业资助了许多试验，致使试验结论有失偏颇，尽管有效性不高，它们仍高估药物的疗效。几项大型临床研究表明，抗抑郁药物与行为疗法或心理咨询之间基本没有差异。这听起来与美国的鸦片制剂丑闻类似。在美国，由于制药业的游说和医疗协会的孱弱，令人上瘾的止痛药被不必要地开出，导致每年 7.5 万人死亡。尽管新的仿制药正在研发中，但能够振奋人心的高效药仍未问世，制药公司也因此停止了投资。在把特定的大脑化学物质和针对性的药物联系起来的角逐中，我们忘记了可能存在着一个更大的图景——肠道微生物和食物中的化学物质会起到的作用。

异烟肼（Isoniazid）是一种对抗结核病的抗生素，通过改变肠道微生物，可能会间接对情绪产生更大的影响。直至今日，我们的肠道可能在抑郁症中起作用的说法一直被业界忽视。一系列的观察性研究对来自许多国家数以万计的人进行了跟踪调查，它们一致发现良好的饮食习惯，特别是富含植物、种子和多样化的饮食，可以降低抑郁水平；而高垃圾食品和低纤维、低多样性的饮食则会增加抑郁风险。[2] 虽然这些观察性研究试图调整许多其他可能导致偏见的生活方式因素，但它们本身的可靠性仍值得商榷。好消息是，最近在人类身上进行的随机临床试验证实了食物和情绪之间的联系。2014 年的一项研究调查了 247 名患有轻度抑郁症的老年人，针对他们进行了行为心理疗法和饮食建议，其结果令研究人员惊讶地发现，这两种方法在两年的时间里对减少抑郁症发作同样有效。[3]

对更严重的抑郁症患者的研究表明，改善饮食可以显著改善他们的情绪。这些患者被随机分成两组，一组接受饮食调理，即地中海式饮食，另一组接受社会支持。和以往一样，并不是每个人都有反应，但在一项针对 67 名抑郁症患者的最大规模研究中发生了积极的改变，这些改变足以在 12 周后"治愈"饮食调理组中的 1/3 人，相比之下，给予社会支持的对照组被"治愈"率只有 8%。[4] 这些令人印象深刻的结果比吃 3 个月抗抑郁药物的平均反应高出 3 倍。其他短期饮食研究也普遍是积极效果。[5] 对饮食和情绪的长期随机研究实际上是不可能进行的，但对 7000 名体重超重的西班牙人进行的"地中海饮食预防医学研究"（PREDIMED）是迄今为止效果最显著的，即便其目的只是研究心脏病而非情绪。该研究发现与传统的低脂肪西方饮食相比，随机选择高脂肪地中海饮食、多吃蔬菜、坚果和橄榄油的那组人，在过去 6 年里的肥胖率略有下降，这进一步佐证了饮食的重要性。[6]

近年来，阐释食物或饮食变化可能影响大脑的确切原因还很棘手，仅限于对特定维生素或营养缺乏及食物毒素的陈旧观点。

因此我们需要一个新的范式来帮助理解其原因，而微生物菌群的发现正好符合这一需求。显而易见的是，产生数千种化学物质的复杂肠道微生物菌群是联系食物与情绪的关键点。平均而言，抑郁症患者体内的微生物种类较少，尤其是那些患有与焦虑相关的最常见的抑郁症患者。最近的一项大型弗兰芒 - 荷兰（Flemish-Dutch）人口研究显示，超过 2000 人的情绪和抑郁受到肠道多样性的影响，而抑郁症患者体内缺失的微生物正是产生多巴胺脑化学物质的关键所在。[7]

越来越多的人达成共识，抑郁与炎症水平升高有关（我们的免疫系统就像持续受到轻度攻击那样的刺激），我们体内的微生物通常会分泌一系列化学物质来控制炎症，保持肠道壁的健康。在保护我们免受炎症的同时，微生物还会发出信号，进而产生出关键的大脑化学物质，例如可以提升我们情绪的血清素。这与现代抗抑郁药中人为增加的化学物质是一样的。当我们从无菌实验鼠体内移除肠道微生物时，它们血液和大脑中的血清素水平就会下降，同时变得抑郁（以老鼠的方式表现其抑郁）。[8]在实验鼠身上进行的新研究表明，适用于人类的普通抗抑郁药可以降低关键微生物如瘤胃球菌的水平，而这一机制也解释了它们的大部分大脑活动。[9]这也可以解释为何许多有"错误"微生物或饮食的人可能对抗抑郁药物没有反应。显然，如果我们能安全地控制肠道微生物，它们将会是影响我们思想和情绪的关键，进而发挥其巨大的潜力，改善我们的情绪，减轻抑郁的负担。

　　由于我们的情绪取决于大脑产生和识别正确的化学信号，要把情绪和大脑功能区分开是很难的。老年时大脑失去正常功能的一个常见原因是痴呆，即大脑萎缩，记忆力和情绪都受到影响。虽然我们不知道阿尔茨海默病（即老年痴呆症的主要类型）之病因，但我们开始意识到，它不仅像公认的是由大脑中的斑块积聚所引起，更多的是由于免疫系统缺陷，并且糟糕的饮食加剧了这种缺陷。不良的饮食习惯是罹患痴呆的主要危险因素。一项针对70位中年人在3年多时间里接受了核磁共振脑部扫描的详细研究表明，坚持地中海式饮食对预测大脑代谢的损失方面有重要意义。[10] 一项对457位英国公务员进行了长达10年的研究发现，饮食最健康的人，其大脑海马体等关键部位的萎缩程度最小。海马体是产生情绪和储存长期记忆的关键部位。[11] 更具决定性的重要意义是，对中年早期记忆丧失的人进行了为期3年的健康饮食或控制饮食的随机试验显示，他们的海马体有所改善。[12] 除了一些多元不饱和脂肪以外，食物中的大多数成分不能从血液进入大脑，所以这种影响可能是通过肠道产生的其他化学物质间接产生的。

　　正如我们之前讨论过的，食物不仅是碳水化合物、蛋白质和脂肪，它还是数千种化学物质的混合物，这些化学物质与我们高度独立的肠道微生物相互作用，从而改变我们的大脑信号。精神分裂症患者有严重的脑部化学物质异常以及异常的想法与错觉。2019年的一项研究表明，思想有异常的精神病患者其肠道微生物异常，将其肠道微生物移植到实验室小白鼠体内时，小白鼠也会产生精神异常行为，小白鼠大脑的化学物质也发生了改变，如谷氨酸盐和氨基丁酸。[13]这推断出了一个疯狂的想法，即精神分裂症甚至可能具有部分传染性，这可以解释为什么精神病患者很少患病毒性疾病和常见的免疫疾病，如类风湿关节炎。

类似的情况也发生在自闭症儿童身上，有自闭症和轻度自闭症／阿斯伯格综合征的患者，他们都有沟通、社交和重复性行为障碍。来自世界各地的小型研究表明，除了近半数患有肠道症状的谱系障碍（spectrum disorder）①儿童以外，与对照组儿童不同的是他们体内的微生物种类更少，并且与肠道内其他免疫疾病相关的抗炎微生物也更少。一些研究人员还假设，我们食物中的除草除锈剂，如草甘膦（通常被称为除草剂，见第 21 章），对梭状芽孢杆菌等细菌有特殊的作用，这些细菌容易诱发一些易患病儿童患上自闭症。[14]当然，肠道细菌的许多变化可能与谱系障碍儿童的特殊饮食习惯有关。

这和抑郁症一样非常难解释清楚，但一项对 18 名儿童使用新疗法的小型研究表明，微生物可能是病因而不仅是后果。尽管这项研究规模不大也不完善，在接受来自健康捐赠者或兄弟姐妹的粪便微生物（大便）移植一年以后，一定比例的儿童症状有所改善。这项研究可以通过各种令人作呕的方式来实施：管子穿过

①谱系障碍是医学用语，是指一切有着相似症状的统称。自闭症谱系障碍：是一种广泛性发展障碍，现多使用于儿童身上。其病征包括异常的语言能力、异常的交往能力、狭窄的兴趣以及固执的行为模式。在这个谱系障碍中，儿童自闭症是儿童精神类疾病当中最为严重的一种。——译者注

鼻部或从底部向上，或通过吞服特殊抗酸的干粪药片（绰号"胶囊"）。另一项针对 21 名患有自闭症谱系症的儿童的研究发现，这些物种除了改变微生物外，还在体内产生了变异的化学代谢物，可能会影响到孩子们的行为。[15] 一些有限证据可以表明粪便移植能缓解抑郁症，其依据是对实验鼠和一些日本肠易激综合征患者的研究，他们在接受移植后抑郁症状都有所改善。[16]

目前更大规模、更好的研究正在稳步开展，以便我们更深入地了解其风险和益处。但如果你的情绪或行为发生了变化，你应该优先考虑通过饮食改善微生物。以发酵食品的形式存在的天然益生菌可能对人体有益，比如奶酪、酸奶和开菲尔酸牛乳酒（还有泡菜和康普茶，如果你喜欢冒险的话）。迄今为止，酸奶和开菲尔酸牛乳酒都没有在精神健康方面进行专门的研究，但它们含有的微生物成分已经在随机试验中作为商业益生菌的一部分被用在实验鼠和人类身上。通过总结 10 项针对健康受试者的小型益生菌研究，我们发现 65 岁以下人群的情绪和压力总体上有所改善，而对于更年迈者的改善程度则较为低下。研究显示在 6~8 周的时间里，酸奶中所包含的微生物起到了主导性的积极作用，对 2/3 的受试者产生了益处。[17] 在对实验鼠和人类的大多数研究中，针对焦虑的症状似乎反应最好——尽管我们不知道该归功于哪种微生物。虽然我们仍缺乏良好的研究，但我们有理由乐观地认为，天然酸奶或益生菌发酵食品对人体会有类似的好处。这些鼓舞人心的所谓"精神益生菌"（psychobiotics）刺激食品公司精准寻找更多的健康细菌以达到对情绪产生最好的效果。

大多数精神疾病以某种形式发展于 14 岁之前，因此在生命早期良好的多样化饮食对预防疾病至关重要。母亲在怀孕期间吃垃圾食品似乎会使孩子出现更多的行为问题，这就意味着饮食不健康的孩子会面临更高的风险。[18] 一旦患上抑郁症类疾病，部分人仍然需要传统的抗抑郁药物，但我们都应该意识到，改善饮食的质量和多样性可能在我们的情绪和预防痴呆方面发挥关键作用。[19] 采用多样化的地中海式饮食，包括一系列发酵食品使你的微生物保持活跃，就是给自身大脑最好的馈赠，既能让它高兴起来，又能保持其运作良好。

第 19 章　　肮脏的水生意

💡 迷思　　我们每天需要喝八杯水

　　我们被告知每天需要喝几升水来保持身体的水分，但是最近我们又被告知，重要的不仅仅是水量，水的类型也很重要。瓶装水是一桩大生意。毕竟，据说它可以为你提供能量、改善皮肤状况并使你保持苗条。世界上最昂贵的瓶装矿泉水需要你破费 6 万美元（Acqua di Cristallo）①，这要归功于它的 24K 金瓶身和斐济天然泉水的标签。如果这款价格有点贵，那么 402 美元一瓶的考娜尼加瑞矿泉水（Kona Nigari）②如何呢？

　　如今我们喝的瓶装水比以往任何时候都要多，瓶装水的全球

---

① Acqua di Cristallo 是地球上最贵的矿泉水，该水来自斐济和法国，有一款水的瓶子由 24K 金制成，由龙舌兰酒制造厂首席执行官费尔南多·阿尔塔米拉诺设计的，仅瓶子就值 3600 美元。——译者注

② Kona Nigari 矿泉水产自美国夏威夷地区，这种矿泉水是把当地海面 1000 米以下的海水抽上来以后经过脱盐处理而制成的。这种水有丰富的海洋矿物质，据说具有减肥、美肤、减轻压力的功效。——译者注

产业以每年 10% 的速度迅速增长。它已经成为美国销量最好的瓶装饮品。2018 年瓶装水在美国售出了 500 亿升，而在英国，瓶装水的销量在仅仅 20 年间就增长了 4 倍，2016 年，英国瓶装水销量超过 30 亿升。预计到 2025 年，瓶装水的全球市场将达到 2150 亿美元。人们，主要是女性，准备为它付出更多金钱，因为这些消费者认为瓶装水更加安全、口感更好并且更有营养。[1] 2016 年，瓶装水的销量超过了百事可乐、可口可乐、雪碧以及其他所有碳酸饮料的销量总和，瓶装水销售突破了一个惊人的里程碑。我们应该庆祝这种远离糖分的健康观念转变吗？或者，认识到这是引发环境影响的营销丑闻？

　　人们担心自来水的安全性是可以理解的。在全球，截至二十世纪，诸如霍乱等水源性传染病夺走了数百万西方人的生命。尤其是随着城市规模越来越大，共同的水源存在隐患。尽管霍乱疫情当下还在继续发生，但这是比较罕见的，仅限于发生在清洁和卫生条件普遍较差且难以获得新鲜、清洁的水的发展中国家。[2] 西欧和美国历史上最近一次记载的霍乱暴发时间分别是 1893 年和 1911 年，但是对它的恐惧心理依然存在。几年前你很可能担心因自来水而染病，所以在意大利、希腊和西班牙度假时喝了瓶装水。在二十世纪七十年代和八十年代早期，对基础设施的投资比较落后，在偏远的岛屿和村庄依然有报告称那里经常发生一些水源性传染病（尽管不是霍乱），从而给自来水带来了恶劣的声誉。游客们喝瓶装水，当地人变得富裕起来后，他们也转变了想法，相信瓶装水更健康。即使在今天，如果你在希腊、意大利和西班牙的餐馆要自来水喝，人们也会对你投以异样的眼光。

最近，这些欧洲国家获得了欧盟提供的巨额资金，用于水基础设施建设，并且拥有了一些世界上最为先进的水净化和管理系统。然而，即便像美国一样长期以来一直保有高质量水质的国家，也无法幸免于水源性传染病，而且偶尔会出现小问题。1993 年，40 万威斯康星州的居民因为饮用了被污染的自来水而患上了难缠的真菌疾病。尽管如此，对于大多数人来说，在发达国家因自来水而生病的概率远远小于死于雷击或被鲨鱼咬伤的概率。自来水公司必须定期对水进行监测以保证其符合严格的标准，并且要立即报告出现的任何问题。饮料公司逐渐使人们对自来水的安全性建立起不必要的担忧，以迫使我们去购买其昂贵的产品。在非洲和亚洲一些水质不好的国家这样做是有意义的，但讽刺的是，购买瓶装水最多的国家却拥有地球上最安全、检测和把控最好的自来水。

与碳酸水相比，大多数售卖的瓶装水现在是澄净水（still water）。瓶装的澄净水主要有三个等级；纯净水是经过化学处理的自来水，常常会添加一些矿物质。令人惊讶的是，纯净水的来源和添加剂都无须在标签上标明。可口可乐和百事可乐花了 10 年的时间才承认它们最畅销的达莎尼（Dasani）和阿夸菲娜（Aquafina）这两个品牌事实上只是加工过的自来水。泉水提取自地下天然的水源，它从源头上就适合人类饮用，并包含着一定数量的矿物成分且未经过化学处理。最后是矿泉水，矿泉水同样是来自地下的天然水源并且未经过化学处理，但是它必须包含最低标准的矿物质和电解质成分，并且具有恒定的水流。一些意大利（如圣培露矿泉水，San Pellegrino）和德国的矿泉水（如波多矿泉水，Badoit）中含有足量的钙（每瓶超过180毫克），我向严格素食主义的骨质疏松患者推荐了它们。

调味矿泉水是另一个新类别，2015年曾短暂占到英国水销售额的1/3，尽管其销售额正在下降。它在市场上被当作健康的替代品，添加了人造水果香料（并非真实的水果）和与可乐相当的甜味剂或糖。为了让调味矿泉水更加吸引顾客，生产商又添加了另外的可识别的"健康"化学营养素，例如芦荟、姜黄、姜、Omega-3脂肪酸和维生素C，使得它可以做健康宣传，回避了其实际上不含有任何真正水果的事实。与矿泉水的组合是一种附加的吸引力，赋予了其额外"神奇的"药用价值以及可观的利润空间。

推动矿泉水销量的不仅仅是饮料公司巧妙的营销活动。有些女性甚至认为矿泉水是万灵药，用它沐浴或者将它喷在身体上。矿泉水已经成为昂贵的美容产品，从有效的抗皱面霜、防晒霜到身体清洁喷雾，这些都得到了缺乏科学严谨态度的大型公关活动的支持。神秘的泉水是"神奇的"矿泉水的起源，它已经存在了数千年，并且，在人的皮肤上喷洒矿泉水（被称为浴疗法）是一种古希腊的习俗。美容水疗机构和保健诊所不久前也加入了潮流，将浴疗法作为一种昂贵的皮肤治疗方法进行推销。对未经处理的天然产品的狂热竟然包括以 36.99 美元的价格购买一瓶来自山泉和河流、未经外界污染的所谓的原水。尽管其被公认是不含现代化学物质的，它充满了被称为益生菌的微生物，不过值得一提的是，一些亲水的微生物很少传播像霍乱一样的疾病。

瓶装水公司潜移默化的营销活动恐吓我们远离自来水，把瓶装水时时刻刻绑在我们手里，这似乎对政府和我们自己都产生了影响。政府鼓励人们多喝水的运动极大地促进了瓶装水的销售。英国饮食指导方针告诉人们每天应该至少喝 6~8 杯液体（1.2 升），美国和澳大利亚（那里的温度变化更大）则建议每天至少要喝 8 杯或者约 2 升。重点总是让我们喝够量且喝得更多。最近我们担心自己越来越口渴、越来越缺水，这个担心是否有证据支持？简而言之，答案是否定的，没有任何证据支持这一点。[3] 针对老年人的超过 10 年的水摄入量的细致研究，没有显示出额外补水对肾功能和死亡率有任何好处。

我们如此恐惧自来水的其中一个原因，是对像氯这样的化学物质对健康影响的担忧。氯是一种天然气，一旦被加入水中就会快速蒸发。在包括美国和英国在内的许多国家，它被添加到自来水中以降低细菌水平和减少感染。自来水中的氯含量取决于管道与添加氯的中心水源的距离。并不是所有国家都会在水中添加氯气，但这并不意味着它们的水就不安全。荷兰与自来水有关的感染概率比按照法律规定必须添加氯气的英国和美国少了 3~4 倍。[4] 不同地区添加了不同种类的氯，有些种类（如氯胺）的效用可以持续数天。一般来说，大多数自来水不需要过滤就可以安全饮用，不过，你可以买一个滤水器来进一步降低氯含量。我在伦敦北部用化学试纸检查了自己的水龙头，发现自来水的游离氯含量不到百万分之一（即顺势疗法的剂量），这让我更加放心了。

从理论上讲，自来水中高含量的氯可能对肠道的微生物有害，但是接触到微生物的氯气是很少量的，除非你经常喝游泳池中的水。氯不是唯一的问题。除非你购买昂贵的碳过滤器和反渗透机，否则你的自来水中仍会含有一些常见的药物，如布洛芬、雌激素、抗生素和抗抑郁药。[5]尽管含量较低，但很可能产生潜在的轻微积累效应：例如，影响我们基因功能（表观遗传学①）。[6]这似乎是一个很好的去喝瓶装水的理由，但是 2013 年的一个调查显示，瓶装水并不比自来水好。20 个瓶装水品牌中 13 个都被检测出类似的化学物质，包括内分泌干扰物，诸如双酚（双酚 A）。[7]这种化学物质对人的基因和性激素有着微妙的影响，如今已经被许多国家禁止使用了。双酚 A 与新生儿体重低以及与激素相关的癌症有关（比如乳腺癌、前列腺癌、卵巢癌）。[8]制造商正通过改用不含双酚 A 的塑料来回应公众的担忧，但欧盟和美国的监管机构指出，这些数据还不确定。[9]

我们通常执迷于避免接触"有害"的化学物质，但有一种矿

---

①在生物学中，表观遗传学这个名词指的是基因表达中的多种变化。这种变化在细胞分裂的过程中，有时甚至在隔代遗传中保持稳定，但是不涉及基本 DNA 的改变。——译者注

物质你一定不想错过，那就是氟化物。这种天然矿物质在自来水中含量不同，并被添加到一些牙膏中。氟化物已被证明在减少龋齿方面是有效的，而且水氟化方案在许多国家已经运行了 70 多年。[10] 由于一些地方的供水中天然含有比其他地方更多的氟化物，因此你使用的水中氟化物的含量因你居住的地方而异。由于糖的缘故，英国 1/4 的 5 岁儿童患有龋齿，在 2016—2017 年龋齿率持续上升，因此政府显而易见地鼓励儿童和成人饮用更多含氟自来水，因为这是一种安全、简单、有效的公共卫生措施，也是含糖饮料的解药。

我们都应该关注瓶装水生产对环境的影响。生产瓶装水所消耗的能量是同等体积自来水所需能量的 2000 倍。更糟糕的是，净化 1 升水需要 4 升左右的水，而制造运送水的塑料容器则需要 10 升以上的水。再加上瓶装水要经过数千英里才能到达伦敦或纽约等需求量大的城市。斐济水（Fiji Water）等一些高级品牌宣称其为"碳平衡"，因为它们将销售额的 1% 再投资于环保项目上，并尝试在斐济植树。但是，这些小举措无法抵消瓶装水生产所带来的巨大能源成本和塑料浪费，这些小举措实在算不上什么。

我们许多购买瓶装水的人都试图回收这些瓶子，相信这样可以减少大部分的资源浪费。我们没有意识到的是，全球只有不到 1/5 的瓶子被回收利用，甚至更少的瓶子再次成为瓶子。在英国，只有 10% 的回收瓶子被重新制成瓶子。虽然许多国家都在努力减少塑料的使用，但在全球范围内塑料不当处理损耗量较高的国家，如中国、印度尼西亚和菲律宾，情况却并非如此。[11] 甚至连英国风景如画的康沃尔郡的海滩也被描绘为"塑料战区"，塑料瓶、吸管和塑料包装经常在暴风雨后被冲到海滩上。世界每秒钟生产近 2 万个塑料瓶，它们被堆得到处都是。

大多数塑料最终漂浮在太平洋之类的大洋中。有一个臭名昭著的垃圾带，被称为"大太平洋垃圾带"，其面积是法国的两倍。我们确实可以再次回收其中的一部分，但并不像你想象的那样。我们海洋中的许多鱼类（包括 1/3 的英国鱼类）体内充满了来自降解瓶的塑料微粒，然后这些微粒被我们继续摄入体内。[12] 这些微粒与我们身体和微生物相互作用的方式我们没有研究过，甚至也无法完全想象。每年大约有 800 万吨塑料被丢进我们的海洋，其中大部分来自亚洲。换成玻璃瓶将是一个显而易见的解决方案，因为玻璃易于回收，不会有化学物质污染水，也不会进入我们的食物链。但它的价格稍高一些，这可能就是越来越多地控制我们水供应的跨国公司（如可口可乐、百事可乐、雀巢和达能）似乎不愿换用玻璃瓶的原因。

如果瓶装水对环境有害且并不比自来水更健康，那么它是不是起码味道更好一些呢？可能并不是这样，尽管这完全是主观的。盲品显示自来水的得分甚至高于大多数的矿泉水。2007 年，葡萄酒杂志《品醇客》（*Decanter*）在伦敦请品酒专家们对 24 瓶瓶装水进行了一次著名的盲品对比。优良的伦敦老自来水排在第 3 位，每升价格不到 0.1 便士。成绩不佳的包括新西兰瓶装水，尽管它的水源来自一座死火山，成本是自来水的 5 万倍以上，但排名惨淡，位列第 18 位。自此以后其他与价格没有明显关系的品鉴活动也提供了相似的结果，无论是来自纽约还是伦敦的自来水，得分一般都相当高。这些测试确实表明，每种水的味道不同，可能是由于矿物质含量不同。出于好奇，我尝了尝实验室里实验中使用的蒸馏水，发现它有股奇怪的苦味，令人不快。一种理论认为，我们需要水里的天然矿物质如盐和钙来匹配和平衡我们的唾液，而与唾液不匹配的水则会使味蕾脱节。[13]

让人们喝更多的水，而不是像苏打水、果汁和甜酒这样含糖的、会腐蚀牙齿的饮料，这是一件好事，但利用恐惧和错误信息来扩大塑料瓶装自来水的市场，对地球和我们的钱包都没有好处。在我们足够幸运地拥有世界上最先进、最安全的饮用水系统的国家里，很难证明瓶装水的必要性。

改喝瓶装水对健康没有好处，塑料包装的瓶装水中含有远多于自来水的化学物质和潜在的有害物质。在你坚持选择昂贵的瓶装水之前，先自己做一个盲品测试吧，看看你是否真的能尝出它和自来水的不同之处，或者你可能像我一样，更喜欢自来水。如果你真的坚持饮用自来水，你将减少全球每年在地球上堆积的5000 亿个塑料瓶带来的负罪感，并且是对瓶装水的强势营销表达了抗议。

第 20 章　只喝一点酒

迷思　　　　喝酒总会伤身

　　我们可以和朋友一起喝上一瓶葡萄酒或几瓶啤酒而无须感到一丝内疚的日子已经一去不复返了。食品警察（The Food Police）再次找上我们，像英国和荷兰这样的国家劝告人们每天不要喝超过一杯葡萄酒或一品脱啤酒。我们被告知不管喝多少酒，都会增加很多疾病的患病风险，包括癌症、肝病和心脏病。这与地中海国家形成了鲜明对比，地中海国家仍然鼓励适度饮酒。他们的饮酒方式与盎格鲁-撒克逊（Anglo-Saxon）文化大不相同，你会看到大多数小老太太晚上都会和朋友们在当地酒吧或咖啡馆里来上一杯，超过 12 岁的孩子们也被鼓励用餐时可以配上一杯稀释过的酒。然而，酷爱豪饮的英国人已将他们过高的人均饮酒量降低了20%，从 1990 年的每年 12.6 升降至 2017 年的每年 10.4 升，甚至1/3 的 16~24 岁的英国人已开始完全戒除酒精。

类似的情况也在酗酒成瘾的东欧各地出现。据估计，10年内，欧洲将不再是酒精摄入量最高的地区，而韩国和巴西将接替他们成为酒精消费最多的国家。尽管美国饮酒量已经低于英国人的人均饮酒量（每年8.7升），但他们也在戒酒，啤酒销量每年下降1%~2%。[1] 2019年，全球不含酒精的啤酒销量增加了1/4，到2024年，无酒精饮料的年度市值估计将超过250亿美元。世界各地的首都城市每周都会有新的无酒精酒吧开张。虽然这已经成为潮流，但仍然存在一个问题，全球超过300万人（每20人中就有1人）的死亡是由喝酒引起的。人们一直认为，在人口水平上，酒精对人体的危害是大麻、可卡因和海洛因的100倍。[2]

酗酒显然对身体健康有害。在美国，喝酒的人中大约有10%会上瘾。酒精上瘾将导致肝病、精神健康问题，甚至是自杀和早逝。[3] 同时，过度饮酒给社会也造成了巨大的损失，包括人身伤害、请病假、交通事故、给警察和医院护理带来的麻烦、吵闹的夜晚以及与酒精相关的疾病。尽管我们总体上可能正在减少喝酒，但最近一项针对36个国家超过125万人的全球调查发现，说到豪饮，英国人绝对是王者。平均来说，那些喝酒的英国人几乎每周都会喝醉一次。即使很多人在社交场合和朋友喝酒是为了取乐，但这仍会导致反社会效应，包括犯罪、攻击、身体暴力和性暴力。

但情况并非如此简单。法国人大量饮酒（平均每人每年11.8升），与其他高收入国家相比，法国人的预期寿命排在第三位。[4] 从二十世纪七十年代后期开始的许多观察性研究一致表明，与滴酒不沾相比，少量或适量饮酒（每天一到两杯含酒精的饮品）与降低心脏病死亡率有关。[5]这种关联通常被描述为 J 形或 U 形曲线，因为图表的顶部和底部都增加了风险。虽然这些观察性的结论容易产生偏见，但它们是我们所获得的最佳研究，因为出于伦理考虑，强迫人们持续多年喝酒或戒酒的随机对照实验是不太可能完成的。在英国，当卫生部于 2016 年发布有关癌症的新数据时，适量喝酒可以保护心脏的潜在作用被忽视了。[6]该报告称，患癌的风险是从任何水平的定期喝酒开始的，并随着饮酒量的增加而增加。女性被单独划分出来，她们被告知没有安全的饮酒量，每周只喝一杯酒也会让她们陷入患癌风险中。指导方针也坚称酒精对大多数人的心脏健康没有好处，尽管此前有研究报告证明了这并不属实。因此，英国将所有男性和女性饮酒建议量降低到每天一小杯（175 毫升）葡萄酒或两小杯啤酒，相当于每周最多 14 个单位（112 克酒精）。

目前，英国的指导方针是欧洲国家中最严格的，甚至比有饮酒意识的美国设定的水平还要低，美国的法定饮酒年龄是 21 岁。美国男性每天可以喝两杯标准酒精饮料，相当于每周 24.5 个单位（196 克酒精），这是英国指导方针对男性推荐量的几乎 2 倍。对于我们能喝多少酒以及安全水平在哪里，国际上没有共识。虽然英国指导方针宣称没有酒精的安全水平，但在酷爱葡萄酒的智利，每天 6 杯或每周 49 个单位都被认为是"低风险"的。这些国家之间的差异足以表明，科学结论并不像我们所知道的那样有力。

英国的指导方针引发了许多学者的严厉批评。2017 年，两份美国的最新研究成果发布了与官方意见相左的结论。它们对 33.3 万人长达 12 年的跟踪调查表明，每天饮用 1~2 个单位酒精的人比不喝酒的人寿命更长，患心脏病的概率也低 20% 左右。[7]据研究人员称，适当喝酒的好处超过了它所带来的轻微的患癌风险。其他研究则着眼于喝酒对大脑的影响。其中一项对 3000 位美国人进行了长达 30 年的跟踪调查，结果发现少量饮酒可以防止记忆力丧失和痴呆。2017 年，一项针对 550 位英国公务员脑部扫描的详细研究佐证了这一结论。[8]如果他们每周喝酒超过 6 小杯，患病风险就会增加；如果只是偶尔喝，患病风险就会稍微降低。适量喝酒对预防痴呆症的轻度保护作用在 9000 多名公务员中得到了证实，他们没有经过大脑扫描。[9]酒精还存在另一个经常被忽视的作用。它能给许多人带来快乐并缓和社会关系，在某种程度上这有利于延长寿命和保持心理健康。[10]

2018 年发表的两项分析表明，如果把所有更广泛的健康风险放在一起考虑，饮酒是没有"安全限度"的。最近一项针对数个国家近 60 万名饮酒者的分析报告发布，其标题为"总体而言，死亡率随着酒精摄入量的增加而稳步上升，尽管心脏病发作的风险因此略有下降"。这篇报告更深层次的发现是，每天喝一两杯似乎是减少心脏病发作的最佳选择，与滴酒不沾的人相比，饮酒者死亡率要低 30%。[11]几个月后，由盖茨基金会资助的另一项大规模研究总结了公布的数据，发现酒精与 23 种常见不良健康问题有关，包括疾病和交通事故。再一次，虽然它承认适量饮酒对预防心脏病和糖尿病有一些好处，但并没有提出总体死亡率的安全最低水平。同时这项分析故意没有显示任何与不喝酒者的安全风险进行比较的数据，因为它认为这样做会产生误导。[12] 然而，更令人误解的是将数据显示为相对风险，与不饮酒群体相比，当绝对风险与个人更相关，并说明了可能出现的结果有多么罕见时，这种情况只针对饮酒群体。如果我们接受这个结论，即每天喝一杯酒将导致与酒精相关的问题风险增加 0.5%，然后用绝对值来表示，这意味着每 2.5 万名饮酒者中只有 1 人会受到某一事件的影响。[13] 如果他们都喝葡萄酒，那么每消费 125 万瓶葡萄酒（基于 2.5 万人 1 年中每周喝 1 瓶葡萄酒所得出的结果），大概会多出一个与酒精相关的问题。即使是我也喝不完 100 万瓶酒，所以我猜每晚就喝 1 杯风险很低，彻底戒酒有益健康的证据似乎不足。

每个人分解酒精的能力是不同的。如果你能快速有效地代谢酒精，就会有更少的酒精进入血液，对身体的影响也就更小，你也不会那么容易喝醉。不幸的是，你难以改变身体分解酒精的方式，因为决定性的主要因素是你无法控制的，包括种族、年龄、体型，可能还有性别。例如，超过 1/3 的东亚人缺乏一种分解酒精所需的乙醛脱氢酶的功能形式。[14] 这会导致血液中的乙醛积聚，从而造成严重的、令人不快的面部潮红。在英国和澳大利亚，男人和女人都被要求遵守同样严格的酒精限制规定。然而在西班牙和美国，男人却可以喝两倍的酒。直到二十世纪八十年代，大多数关于酒精的研究都是针对男性的，因为酗酒被认为是男性特有的问题。[15]

虽然缺乏大型研究，但一些并不一致的证据表明，女性比男性更易受到酒精影响。[16]女性在 2019 年被媒体挑出来，因为她们忽视了酒精和癌症之间的"致命联系"。[17]数据显示，每天喝两杯葡萄酒（或双份的杜松子酒和奎宁水），一生中患乳腺癌的风险会增加 1.5%。这意味着，患乳腺癌的平均风险可能会因此从 11% 提高到 12.5%。如果你有严重的乳腺癌病史，那么这 1.5% 的微小差异可能会影响你的决定。但对大多数女性来说，即使整体危害数据是精确的（事实并非如此），额外饮酒的风险也微乎其微，而且只是众多因素中的一个，比如体重增加、怀孕和缺乏体育锻炼，这些因素会确定每个女性患乳腺癌的风险到底有多大。把这些因素加在一起，过量饮酒无疑是男性和女性都面临的问题，但还缺乏有力的数据推断出女性应该喝得比男性少得多。

直到最近，关于酒精对肠道微生物菌群的影响以及某些酒精饮料是否比其他饮料更好的研究还很少。西班牙的一个小型试验表明，在几周内，红葡萄酒比杜松子酒或水更有利于增加肠道微生物的多样性，还能降低血压。[18]其他研究表明，葡萄酒中的一种主要多酚物质是白藜芦醇，它的作用被肠道微生物强化了。但除了美国另一项研究表明酒精改变了口腔中的微生物外，还没有长期的人口数据。[19]幸运的是，在我们的英国双胞胎研究中，我们研究了 1421 对英国双胞胎的总饮酒量、饮酒频率和饮酒类型（啤酒和苹果酒、烈酒、白葡萄酒和红葡萄酒）对肠道微生物菌群的影响。后来，我们在另外两个来自美国和比利时的人群中的研究复证了我们的研究结果。我们发现，在这三个队列中，每天饮用红葡萄酒的人肠道多样性显著增加，而啤酒和烈酒则没有影响。[20] 在同一个方向上，白葡萄酒使肠道微生物多样性仅略有所增，这可能是因为白葡萄酒缺乏红葡萄酒的葡萄皮中所蕴含的丰富多酚。虽然一些手工酿制的苹果酒比红酒含有更多的多酚物质，但我们还缺乏足够的苹果酒饮用者来证明它的益处。因此，每天喝适量的红酒（一到两杯）可能对你的肠道微生物有好处，这也可能是解释酒精益处的一个重要因素。

调查显示，许多人都希望减少酒精摄入量。最近的一个趋势是在一月戒绝饮酒，即"在一月戒酒"（Dry January），它是 2014 年在英国启动的全球慈善项目，鼓励人们在圣诞节过度饮酒之后戒酒一个月。2019 年，超过 400 万英国饮酒者和 1/5 的美国饮酒者打算在一月份戒绝饮酒。后续调查显示，71% 完成者认为他们有了更多的精力和更好的睡眠，但没有证据表明二月份的饮酒量出现反弹，随之而来的酗酒问题也有所减少。[21] 专家们一致认为，为了保持健康，你最好每周禁酒 1 天，饮酒的时候少喝一点，尽管英国饮食指南中每周 2 到 3 天不可饮酒的建议没有得到足够的证据支持。但试试看，你的注意力是否有所提高，睡眠是否更加安稳。

政府希望通过对酒精等这样过量摄入明显有害的东西实施限

制和指导来帮助国家保持健康。然而这些指导方针和政府行动往往相互矛盾，就像对待糖的两面派做法一样。除了少数斯堪的纳维亚国家外，酒都很便宜，而且全世界的酒越来越便宜。相对而言，世界上大部分地区的酒价都在下降。在英国，你可以花不到11英镑在超市买到一瓶标准的伏特加，或者以每升4英镑的价格买到一杯伏特加和水果混合饮料。英国政府可以从一瓶烈酒的售价中获利77%。2017年，政府就获得了110亿英镑的酒精饮料赋税收入，超过了健康和社会成本的预算。在美国，酒甚至更便宜，一瓶伏特加不到9美元，而且自1980年以来，酒税已全面降低了约30%，与可支配收入相比降低了4倍。[22] 每单位税金不足5美分，据估计，美国纳税人每瓶酒都要付出2美元以上的巨额经济成本。[23] 提高饮料价格，尤其是最便宜的酒，可以有效阻止酗酒、挽救生命，但就含糖饮料和加工食品而言，全球饮料游说团体势力强大。全世界中的很多国家，要求人们减少喝酒的同时，却在为喝酒补贴成本。

没有人不赞同过量饮酒以及相关的社会问题是对我们有害的，但有些人因为不恰当的建议而改掉了晚上喝1杯的习惯。请记住，所有最新的观察性研究一致指出，与那些不喝酒或喝得太多的人相比，适度饮酒对大多数人的心脏健康有益。指导方针中关于酒精单位或酒精克数的规定加剧了这种混乱，尤其是在美国和英国等许多国家中，一份酒的杯子容量已经变得非常大，在过去30年里翻了1倍。[24] 相比之下，地中海国家的酒杯尺寸保持了基本不变。减少饮酒最简单的方法就是买小杯的啤酒或葡萄酒，并且每周过几天不饮酒日。当然，喝一两（小）杯酒就停下并不总是那么容易，尤其是在那些酒很便宜而且饮酒是其文化主要组成部分的国家。但作为个人，我们应该更诚实、更透明地对待我们面临的风险。显然，政府有责任保护国家健康，但我认为关注目标应该是酗酒和豪饮的人，而不是那些悠闲地享用美酒佳肴的人。干杯!

第 21 章	食物里程

💡迷思 ┊ 当地的食物总是最好的

在美国，食物一般要经过 1500 英里才能到达你的餐盘。英国曾是世界上苹果种植种类最多的国家，但现在 70% 依靠进口，有些进口苹果的运输里程甚至超过了 1 万英里。对虾是孟加拉国最大的出口产品之一，为了满足我们对对虾鸡尾酒的渴望，95% 的对虾被运输了 5000 多英里，尽管我们有本地的对虾且 4000 万孟加拉国人没有足够的食物吃。超过 20 亿个鳄梨被从墨西哥运送到类似的地方，代价是当地森林砍伐和化学药品的过度使用。夏威夷有自己种植的甘蔗，但一包糖在回到夏威夷的咖啡馆之前要经过 1 万英里的运输里程。在世界范围内运输食物会带来巨大的环境、社会和经济负担。这些问题包括空气污染和全球变暖，温室气体（二氧化碳、甲烷和一氧化二氮）的增加减少了地球的热量散发。

对这些影响的日益关注引发了一场关于缩小所谓"食物里程"的争论，这是蒂姆·朗（Tim Lang）在 1992 年创造的一个术语，指的是食物从生产者到最终消费者的运输距离。有责任心的消费者现在都是在当地购买食物，试图抵消运输带来的部分损害，以拯救地球；通过从当地农场商店或供应商处购买草莓或西红柿，而不是从全球连锁超市购买，以此来改善环境、振兴经济、帮助生产者。在当地购买意味着食物从农民的田地直达你的餐叉下，而不是被装在工业集装箱里，飞到几千英里外的世界各地。这听起来很简单，而且肯定是件好事吧？

当地生产商更有可能通过限制使用杀虫剂或除草剂和支持当地野生动物多样性等可持续耕作方式来保护环境。但是，通过减少食物里程和碳排放来保护环境的观点并不总是正确的。与人们普遍认为的相反，在当地购买过季草莓或西红柿与从国外进口相比，每千克所消耗的能量相当且对保护环境没有任何益处。无论如何，要食用当地的时令农产品，一定要在夏季购买当地的草莓，不要以为当地草莓一年四季都是好的。

进口的水果和蔬菜通常装在大型集装箱中，因此，运输食物的绝对数量抵消了长途运输过程中产生的任何额外的碳排放量。据估计，海运的二氧化碳效率是空运的 50 倍。依赖大批量生产的水果和蔬菜的主要缺点是，它们通常是为了体积和稳定性而非口味而生产的，但这似乎并没有吓到大多数的超市消费者。就环境影响而言，大多数进口商品都是通过轮船、火车和大卡车运输，它们每英里的油耗量通常低于当地的小型厢式货车。事实上，英国一项研究比较了农场商店和大规模运销方式，发现在碳排放方面，自己开车去当地的农场商店比用货车送菜到家更糟糕，骑自行车比这两种方式都要好。[1]据估计，在与英国消费食物相关的300亿英里的食物里程中，有82%的里程是在英国国内产生的，在2005年，其中一半以上仅仅是因从家里开车到当地的食物商店而产生的里程。因此，在当地购买食物确实可以缩短从田地到餐叉的距离，但任何环保效益都有可能被多次使用的效率较低、体积较小、耗油较多的车辆运输抵消。

食物运输所产生的影响取决于运输使用的模式。在英国，大约有1/4的载重货车是在全国范围内运输食物，它的二氧化碳排放量约占所有公路车辆排放量的10%。在英国，从非洲进口的水果和蔬菜中有40%是通过飞机运输的。非洲一些较贫穷地区的经济依赖于英国的食物贸易，因此，食物里程是非洲当地食物生产者最近所关心的议题。从表面上看，停止购买从非洲空运来的新鲜农产品可能对环保是有意义的，但这只会使英国的总排放量减少不到0.1%。尽管航空运输备受瞩目，但它在全球食物里程中所占比例不足1%。2006年，英国两家大型零售商推出了新的"空运"标签，以阻止顾客购买空运产品、鼓励顾客加大对本地生产食物的消费。这种策略放在今天可能效果会比较好，但是当时它对销售没有明显影响，因而最终被放弃了。我们很难找到一个国家会在标签上明确其产品的运输方式。虽然支持在当地购买食物的人说得没错，即在当地生产食物可以减少交通运输对碳的影响，但这只是更大、更复杂的图景中的一部分，单独衡量食物里程太过简单。

你可能会惊讶地发现，对环境的影响而言，在英国购买本地饲养的威尔士羔羊比购买冷冻的更糟。事实上，从 1.1 万英里外的新西兰进口的羔羊肉对环境更有利，碳足迹[①] 更低。[2] 如果食物生产方式比当地生产方式更具有可持续性，那么食物运输所产生的影响一定程度上是可以被抵消的。新西兰绵羊一般在高效、环保的水力发电农场饲养。新西兰的天气也略好于英国，这意味着牧草生长时间更长，羊一年四季到处游荡吃草，不需要那么多的饲料。英国饲养的每吨羊的二氧化碳排放量为 2849 千克，与之相比，新西兰饲养的每吨羊的二氧化碳排放量仅为 688 千克。尽管人们对这些数字的准确性存疑，但大多数人认同在新西兰生产羊肉比在英国生产的效率要高。

尽管西红柿在英国当地很容易种植，但它是英国最大的进口商品之一。就能源效率而言，从西班牙进口比在英国的温室里种植更具可持续性，对消费者来说也更便宜。但即使是西班牙也没有永久充足的阳光，为了追求对匀称西红柿的稳定供应，阿尔梅里亚省南部地区的西班牙农民通过使用塑料大棚，在传统的种植

---

①碳足迹，英文为 Carbon Footprint，是指企业机构、活动、产品或个人通过交通运输、食物生产和消费以及各类生产过程等引起的温室气体排放的集合。它描述了一个人的能源意识和行为对自然界产生的影响。——译者注

期（5~10月）外，全年稳步扩大它的生长季节，以便用于出口。事实证明，这种建筑在经济上非常成功，它们现在占据了超过6.4万英亩^①的土地，这片闪闪发光的建筑群是从太空可以看到的最大的人造建筑之一。在气候较冷的地区使用任何方法来复制地球上其他地区的自然阳光都可能会适得其反。塑料大棚虽然价格昂贵，但对于生产诸如草莓之类的时令水果来说，它要比温室更节能。用塑料大棚生产的草莓比用真实土壤生产的有机草莓更节能。[3]

如果一个国家不能自然生产一种食物，那么它的人民是否应该继续食用这种食物呢？欧洲人消费的橙汁中超过80%来自世界最大的橙汁生产国巴西。几年前的一项研究表明，仅种植满足德国橙汁消费需求的橙子，就需要37万英亩土地。如果全世界的人都像德国人一样喝橙汁，那么仅仅种植橙子就需要3200万英亩的土地（相当于希腊的面积）。该研究还发现，德国本地生产的黑加仑汁所含的维生素水平与进口橙汁相似，但由于运输量减少，其碳排放量要低得多。此外，也有一些国家在出口同样的产品的同时也购买其他地方生产的该产品。美国是世界上最大的草莓生产国之一，但大部分出口到加拿大和日本，美国国内依赖的是从墨西哥进口的更便宜的草莓。同样，在康涅狄格州蓝莓是按季生产的，而美国从智利进口的蓝莓会更便宜。这种情况下，如果我们

––––––––––––––––––––––––––

① 1英亩约合6.07亩。——编者注

生活在本地粮食生产区，使用当地种植的浆果而不是从远方进口这些食物，将更具可持续性。

没有什么能比得上生长在阳光充足的炎热气候中的地中海西红柿的味道，所以，坚持吃从西班牙进口的正处于生长高峰期的西红柿是有道理的，或者是你自己在家里种植，而不是吃生长在大量人工照明的温室里、没有土壤、通过塑料大棚培育的英国或荷兰当地的农产品。在冬季的几个月里，我们应该多吃应季的和当地种植的植物。令人高兴的是，自己种植果蔬正在成为主流。最近城市农业出现了增长之势，市中心的学校、社区中心甚至企业在城市公园、社区公园和屋顶，以及人们的花园、露台和阳台上种植食物。对于那些希望吃得健康，但又买不起新鲜有机本地农产品的人来说，拥有小块土地是幸运的，用这些小块土地种植也是更划算的选择。但在我们过于激动之前需要认清现实，农业占用了全球土地的35%～40%，而城市和郊区仅仅占用了1%。因此我们永远不可能仅靠城市农业和配给土地来养活所有人。

有些人过于执着于减少食物里程，以致错失了更大的图景。如果你想帮助改善全球环境，降低不断上升的气温，并希望养活地球上即将达到100亿的人口，你最好多吃植物性食物，大幅减少动物产品的使用，并采用弹性素食者[①]饮食方式。其影响将是巨大的；正如我们前面所讨论的（第9章），牲畜（主要是牛肉）占

---

①弹性素食者（Flexitarian）是近两年才出现的一个词，指那些大部分时间吃素食，偶尔为补充蛋白质而摄入一些肉类的素食者。——译者注

全球温室气体排放量的 15% 左右，因为饲养它们需要大量的土地。[4] 据估计，在英国，仅饮食方式的改变将会使温室气体总体上减少 17%，并使寿命平均延长 8 个月。[5] 在全球范围内，将肉食饮食方式转变为植物性饮食方式，会使我们将约 76% 的农田变回为自然环境。[6] 对于所有动物性产品而言，运输、加工和包装等生产链中的后期步骤相对来说不那么重要。例如，与牛奶生产阶段本身相比，运输成品奶只产生 10% 的碳排放量。据估计，每增加 1千克牛肉，就相当于从伦敦到纽约的往返航程的碳排放成本（包括替代性的土地使用）。[7] 即使对这些确切数字仍有争议（确实有争议），但在我们这个星球上，食物来源和饮食选择的相对重要性仍不容忽视。[8]

　　食物里程仅仅是评估食物可持续性时需要考量的一个方面。这个概念有助于引发有关碳排放和食物运输的讨论，但现在是时候认清大局了。目前，全球牲畜数量的增长速度快于人口增长速度。无论如何，尽可能自产或依赖当地种植的食物，尽量自己手工制作食物，但也要认识到，有时从其他国家进口羊肉、西红柿和香蕉对环境的可持续性更有利。我们应该关注每一种食物背后的碳排放量，同时考虑到运输方式、生产方法、包装以及食物运输量。我们还需要一个全球视角，在这个视角下，食物生产建立在 5 个因素的框架之上：气候变化、生物多样性丧失、土地系统变化、淡水利用以及从化肥中流出的氮和磷。消费者需要准确和简单的标签信息，这将确保他们做出更明智的选择，即使有些信息可能并不简单也不流行，比如，有机西红柿的碳足迹比塑料大棚生产西红柿的碳足迹量要高。如果能看到政府和零售商鼓励人们自己种植食物并食用应季食物，重点关注区域内粮食生产能力，那将是一件好事。在意大利和西班牙这样的国家，消费者接受大多数水果和蔬菜只在一年中的某个特定时间购买，但许多其他国家已经改变了这种文化。

　　按季饮食需要改变心态：你可能在冬季吃不到新鲜的草莓，所以选择黑莓、黑刺李或冰冻的浆果。同样地，你可能不需要经常供应的鳄梨、杧果和菠萝。无须将这些食物从你的饮食清单中排除，可以把它们看作对自己偶尔的款待而非日常必需品。同样的概念也适用于肉类和鱼类，它们大多是从远方进口的，因此影响也更大。如果你仍然每天吃肉，担心你吃的西红柿来自哪里是无关紧要的。可以考虑少吃一点，多花点钱买质量更好的品种，利用区域性替代品。我们离食物越近，就越有可能检查它的来源和质量。与食物不同，水以外的其他饮料不是必不可少的，且它们占了我们碳足迹的很大一部分，所以考虑放弃喝软饮料①。尝试自己做一些小的增量改变。例如，不开车去超市，尽量减少食物浪费，避免使用一次性塑料，购买应季食物，把剩余的冷冻起来，

---

①软饮料（soft drink）：酒精含量低于 0.5%（质量比）的天然的或人工配制的饮料。又称清凉饮料、无醇饮料。所含酒精限指溶解香精、香料、色素等用的乙醇溶剂或乳酸饮料生产过程的副产物。软饮料的主要原料是饮用水或矿泉水，果汁、蔬菜汁或植物的根、茎、叶、花和果实的抽提液。有的含甜味剂、酸味剂、香精、香料、食用色素、乳化剂、起泡剂、稳定剂和防腐剂等食物添加剂。——译者注

尽可能自己种植。即使你只能做到其中的两点也是有帮助的。

接受廉价且可能不那么诱人的蔬菜：像在英国冬季大量种植的欧洲萝卜、芜菁和瑞典萝卜这样的块根类蔬菜，以及在美国大量种植的红薯、甜玉米、橙子和葡萄。如果你需要一些灵感，可以拜访当地的蔬菜水果商贩，或者试试当地蔬菜盒配送方案，每周提供新鲜、当季、有机的食材。毫无疑问，支持好的本地食物生产商是很重要的，这对环境和我们的健康都有好处，不但增加了可获得的低加工食物的种类，也削弱了超市的力量。不过，环境的选择还是需要放在为了下一代而拯救地球的大局中去考量。

第 22 章 | 杀虫剂喷洒地球

💡 迷思 ┆ 杀虫剂和除草剂对我们的健康是安全的

草甘膦是世界上最受欢迎的除草剂,英国超过 500 万英亩的农田和美国 90% 的农作物都在使用草甘膦。孟山都公司(Monsanto)[①] 最初将其开发为一种用于水箱和金属管道的化学清洁剂,但发现把它滴到土壤上可以清除许多常见的杂草,于是该公司便申请了专利。草甘膦于 1974 年首次发售,并在接下来的 40 年里为该公司赚取了数十亿美元。它之所以广受欢迎,不仅因为它是一种有效的除草剂,还因为它专门针对与农作物竞争的草类植物,而且不会伤害动物。这也意味着农田不需要过多耕作,有助于减少土壤流失和降低二氧化碳的排放量。重要的是,与大多数竞争产品不同,世界各地的权威机构都认为它对人体是安全的,

---

[①]美国著名的农业生化公司,其生产的旗舰产品 Roundup 是全球知名的草甘膦除草剂。该公司也是全球转基因 (GE) 种子的领先生产商。——译者注

孟山都公司也吹嘘说它比食用盐更安全。

通过使用这种化学物质，农民可以提高自己作物的效率和产量，并保持低价。玉米种子经过基因改良后可以抵抗草甘膦，因此可以在种植的同时喷洒（农药）——这对农业来说是双赢的。在超过 750 种产品中发现了这种化学物质，最著名的一款除草剂叫农达（Roundup），它被广泛用于去除田野、花园和高尔夫球场的杂草，并在收割前喷洒使农作物干燥。它甚至被喷洒在英格兰北部的一些海滩上，以阻止杂草生长。地球上的大多数人都在某种程度上接触得到这种化学物质，这是史无前例的。这种全球性的成功不可避免地使它成为人们密切关注的对象。[1] 我们了解到开发草甘膦替代品将耗资数亿美元，至少需要 10 年时间。而且如果草甘膦被淘汰，农作物产量将会下降，二氧化碳的排放量和农作物的价格将会上升。许多农民已经完全依赖这种除草剂，非常不愿意有所改变。孟山都公司也声称已有超过 800 篇论文证明该产品是安全的，并且通过了美国环境保护局、欧洲食品安全局以及不同的世界卫生组织团体的审查。

2015 年，国际癌症研究机构（IARC）向世界卫生组织提交的报告震惊了农业界，它推翻了之前的观点，将草甘膦归类为一种可能的致癌物。[2] 他们审查了所有可用的数据，发现在试验动物中发现癌症的证据是可信服的：15 项长期研究中的 7 项有效地表明了肿瘤风险的增加，包括淋巴瘤。虽然当时有关人类的数据很少，但也表明草甘膦具有致癌作用。所以突然间，这种无处不在的化学物质，我们食物链中的主要成分，受到了更严格的审查。在美国，加州环境局也将其列为对人类可能的致癌物，但联邦环境保护局审查了相关证据，认为它仍然是安全的。他们承受了农作物喷洒游说团体的强大压力，游说团体阻止了更严格的美国食品药品监督管理局去更深入地分析证据。在欧洲，欧洲食品安全局审查了相关证据，但与国际癌症研究机构得出的报告不同，他们没有发现明确的致癌特性证据，并有争议地更新了执照。

国际癌症研究机构和欧洲食品安全局仍在就彼此不同的观点（包括利益冲突的指控）公开争论。国际癌症研究机构的首席草甘膦专家没有申报他从一群欧洲律师那里收到的 16 万美元顾问费，他正在帮这些欧洲律师向生产草甘膦的公司提出健康索赔。[3] 国际癌症研究机构一向以过于敏感而著称，正如我们之前讨论过的那样，即使在没有任何针对人类的试验数据支持这些恐慌的情况下，该机构对红肉、培根、烤面包和烤咖啡豆的态度也大致相同。我们现在了解到，包含数百万页报告的大部分安全数据来自（草甘膦生产）公司本身。最近美国的诉讼案件也暴露了这些文件的漏洞，其中一些要么是简单的剽窃，要么是该公司找"独立"学者代写的。事实证明，美国环境保护局在 1985 年根据草甘膦生产公司自己的动物癌症数据，曾短暂地将草甘膦重新归类为一种可能的致癌物质，但几年后，聪明的游说人士逆转了这一裁决。

一项对南加州 100 名老年受试者尿液中草甘膦含量的研究显示，在过去 30 年里，草甘膦的含量增加了近 10 倍，高于大多数欧洲人的水平。[4]但即使是这样的含量也应该在安全范围内，明显比对动物造成伤害的含量低几千倍。欧洲和美国的监管机构会定期监控除草剂和杀虫剂的含量，以确保它们处于"安全"标准，尽管对设定的标准是否过高还是个未知数。美国的"安全"标准比严格的欧洲标准低几倍，但是世界上超过 15 个国家，包括几个欧洲国家（如德国和比利时），已经单方面表示要彻底禁用它。[5]

2018 年，加利福尼亚州的一个陪审团裁定，一名患有一种罕见的血癌——非霍奇金淋巴瘤——的球场管理员将获得 8000 万美元的赔偿。这名管理员经常喷洒数百加仑叫农达的草甘膦除草剂。陪审团认为有足够的证据表明，在该案中这是一个可能的致病因素。近期，一对经常在自家草坪上喷洒这种杀虫剂的夫妻双双患上非霍奇金淋巴瘤，时间相隔 4 年，另一家加州法院判给其获得数目甚大的 20 亿美元的惩罚性赔偿金。然而，孟山都公司被化工巨头拜耳公司（Bayer）以 630 亿美元的价格收购，因此，在支付任何款项前，孟山都公司有能力在数年内提起上诉并就这些诉讼打官司。此外还有 9000 起案件悬而未决，据说拜耳公司正在考虑支付 100 亿美元以取悦律师。

人类的流行病学数据既不明确也不一致，且非霍奇金淋巴瘤很难被准确诊断和分类，但是 2016 年一项针对所有血癌和白血病的 6 项不同质量研究的汇总分析发现，与草甘膦接触有关的风险略有增加，约为 30%。[6] 2019 年的一项研究跟踪了来自法国、挪威和美国的 30 多万名农民，他们接触到（草甘膦）的量是普通公众的 5～10 倍。研究发现，总的来说非霍奇金淋巴瘤的风险并没有增加，但是一种罕见的子类型——弥漫性大 B 细胞淋巴瘤的风险增加了 36%。[7] 在过去的 30 年里，这些血癌的发病率并没有明显的增加，所以对大多数人的影响是很细微的，但如果你是一个热衷园艺的人或者农民，多年来摄入了大量的草甘膦，那可能确实增加了患某些癌症的风险。最新数据表明，其他效力更强的农药化学品，如有机磷，可能比草甘膦更严重，并可能导致某些形式的免疫相关癌症，包括非霍奇金淋巴瘤。[8]

　　像草甘膦这样的化学物质很受欢迎，因为它们被认为是对人类和其他哺乳动物无害的。草甘膦破坏了植物特有的一种化学通路，从而阻止植物制造必需的蛋白质模块（氨基酸），导致植物死亡。问题是，生活在土壤中和人类肠道中的微生物有着相同的化学通路。这意味着微生物和它们的基因对这些化学物质非常敏感，这些化学物质扰乱了它们正常的新陈代谢，改变了它们所产生的能反过来使我们保持健康的数千种化学物质。微生物菌群的主要作用是增强我们的免疫系统，阻止它的过度反应，因此，通过长时间接触这些除草剂和杀虫剂，我们不难看出它们是如何改变我们的免疫系统的。有一些并不充分的流行病学证据表明，与农药摄入有关的免疫和过敏疾病略有增加，特别是在高危人群中。这些人包括在早期成长中可能会存在发育问题的儿童，以及食用非有机农产品的育龄妇女。[9] 有关啮齿动物的研究并不令人信服，但实验鼠被喂食低剂量的实验物后，会出现大脑和荷尔蒙问题，而另一些研究表明草甘膦会改变肠道微生物，导致实验鼠焦虑和抑郁。[10] 最近的数据表明，草甘膦还会干扰蜜蜂体内的微生物菌群，影响它们的健康和授粉，而且蜜蜂数量正在急剧减少可能不仅仅是巧合。[11]

　　政府机构向我们保证，在使用标准内，这些化学物质对人体是安全的，食品中的含量也会受到定期监控。但标准正在上升，而安全阈值是基于老旧的实验动物数据，研究人员给啮齿动物注射大剂量的某种化学物质，以观察它们是否会患上癌症。比如，没有人去寻找人类肠道菌群中更细微的变化。我们该不该担心呢？我们是需要擦洗并给所有果蔬削皮呢，还是只购买更昂贵的有机水果和蔬菜呢？即使你有意识地努力减少农药的摄入量，低剂量的农药也在所难免。清洗只会去除一些残留物，而且植物（尤其是浆果）清洗得越多，自然的味道就越淡。对于那些渗透更深的化学物质来说，去皮也是无效的。因为化学物质存在于空气、土壤和供水系统中，即使它们的含量降低了4～5倍，有机产品也不是完全没有这些化学物质。人们有理由对有机食品的认证尺度和价值表示怀疑。具有讽刺意味的是，相信有机食品未来的是世界上最大的食品公司。除了在食品标签上印上友好的家庭农场外，它们也在慢慢地收购有机食品生产商，因为它们看到了全球市场正在腾飞，特别是像中国这样的地方。美国一些有机奶牛场现在能够饲养1.5万头奶牛，这可能会激起一场迟来的挑战，挑战我们对有机食品生产商过时且古怪的观念。

关于定期食用有机食品是否对身体有益的研究还很少，但法国的一项研究在近 5 年的时间里跟踪调查了近 6.9 万人，研究有机食品与癌症风险之间的关系。研究发现，经常食用 16 种有机食品的人患几种癌症的概率可降低约 1/4。[12] 尽管这项研究本身时间太短，而且带有观察性设计所常见的偏见，但它的发现似乎并非偶然。无独有偶，它发现，经常食用有机食品的人患非霍奇金淋巴瘤的风险降低了。这种结果也反映在英国的一项大规模人群研究中，该研究对 68 万名女性进行了为期 9 年的跟踪调查，研究了所有类型的癌症，尽管该研究的重点不是有机食品，数据也不够可靠。[13]

不同国家对不含化学物质的有机农产品的态度大不相同。欧盟超过 6% 的土地被用于有机农业，而美国只有 1%。在奥地利等一些国家，近 1/4 的农产品是有机食品，其中德国拥有最大的有机食品消费者群体，而在美国，这一比例不到 2%。根据食物的口味不同，你所接触到的除草剂可能比你想象的要多很多。常见的水果和谷类通常含有较高的含量，通过加工、清洗或去皮都不会减少多少。如果你喜欢吃早餐，但不喜欢吃有机食品，你可能有兴趣知道，美国和英国的政府机构已经研究发现，常见的早餐食品中除草剂含量特别高。燕麦粥（燕麦片）排在农作物的首位，其次是谷物麦片，如脆麦圈，全麦百吉饼和全麦面包，以及鸡蛋和一些有机品牌的随机样品。[14] 对大多数健康的麸类谷物测试显示其除草剂含量也达到了中等或高等水平。

我们希望尽快从双胞胎研究项目里获得一些良好的人类数据，但早期的研究结果表明，那些试图通过成为素食主义者或多吃新鲜水果、蔬菜来保持健康饮食的人，其血液和尿液中的农药和除草剂含量实际上比那些饮食较差的人还要高。我们都需要更多地考虑那些食物中本没有的特殊化学物质被摄入身体后所带来的长期影响。正如人们过去不太担心污染或尾气排放，但现在意识到这是愚蠢的，因为这些化学物质通过皮肤和肺进入我们的身体，影响我们的大脑和许多其他器官。显然，对于一些化学物质最好要避免接触，虽然这不能解决掉所有问题，但还是建议多清洗一下水果和蔬菜，或考虑自己种植。另外下次去购物的时候，也不必因为长得又小又奇怪的有机胡萝卜或一包有机燕麦粥的价格贵了一点儿，就忽视它们。

第 23 章　不要相信我，我是医生

💡迷思 ┊ 医生总是知道得最清楚

这本书关切的是如何以不同的方式来思考营养、饮食和食物。它是对灌输给我们的那些有关食物的各种说法的一种矫正，那些说法令我们越来越不健康，越来越焦虑。它让你意识到你是一个个体，而不是指导方针所针对的"一般水平 / 普通人"。那个所谓的"普通人"根本不存在。当然，指出所有这些不确定性和谬误的危险在于，你可能会对专业人士失去信心，尤其是在饮食方面，完全不知道该相信谁。传统媒体和社交媒体仍会利用医生的身份来宣传产品或提出建议。尽管社交媒体明星正凭借自己的能力成为专家，但医生拿着听诊器、穿着白大褂、露出闪闪发亮的白牙齿，这种老式形象似乎仍是你向他人推销信息、维生素补充剂或时尚饮食时所需要的全部。即使这种医生在他们的职业生涯中从未行医或看过一个病人。

我们信任医生的医疗建议，而我们最常看到的是家庭医生或全科医生，他们通常劳累过度、压力重重，几乎没有时间提供一般的健康或生活方式方面的建议。大部分的医疗培训都是为了转诊给专科医生或为一般情况配药。在大多数西方国家，六年制的医学学位学习中只有几天是专门用于营养培训的，而73%的医学院提供的营养培训时间低于建议的23个小时，且内容大部分是晦涩难懂的营养生物化学，很快就被医学生们遗忘了。这样一来，不切实际的培训只用了两到三个小时就完成了。[1]当年轻的医生们开始他们的家庭实践专科培训时，没有进一步的营养培训，而且他们通常已经忘记了在医学院所接触的那仅有的一点点营养学的细微内容。根据最近的一项研究显示，这种对营养学缺乏任何实践教育或技能培训的不幸经历在世界各地的医学培训中都真实存在，令人遗憾的是，这种情况在牙科、护理和理疗方面同样存在。[2]

专科医师在他们的营养学培训中也没有什么进步。美国将初级医生培训为专科医生的研究报告称，这个群体中75%的人在与患者讨论基本营养问题时感到缺乏信心，而英国的情况与美国相似。在久负盛名的伦敦大学教学医院里，一位聪明的医生坐在了我的关于骨质疏松症的诊室里，他当时正在接受一项糖尿病和内分泌为期5年的培训项目。他告诉我，他和他的10位同事在5年内只接受了60分钟的饮食或营养指导，然而事实上，他们中90%的人在余下的职业生涯中会照顾到2型糖尿病患者，对患者而言营养建议是至关重要的。医疗培训的重点是激动人心的诊断测试和处方药，但有关生活方式的建议，这往往是治疗中具有同等重要的部分，却被完全忽略了。无论是全科医生还是住院医生目前都没有义务及时了解任何饮食或营养建议的变化，并将之作为他们继续教育的一部分。

那么一般的医生从哪里得到营养建议呢？与处方药不同，没有友好的医药代表来更新和教育营养学的内容，也没有可提供的免费营销材料。没有人会把一篮子坚果和花椰菜放在医生的桌子上，然后再分发给病人。大部分营养教育来自政府的点滴建议，以及张贴在候诊室里的健康食品金字塔图表或"健康餐盘"的海报。而如我们所见，这些建议大多是陈腐的、错误的或过时的。

医生和普通公众一样，也会直接和间接地受到食品产业的影响。例如，可口可乐公司通过非营利性组织"国际生命科学研究所"（ILSI）来影响卫生部门，以此确保强调运动对健康的好处，而不是把饮食或精加工食品作为关注目标。正如我们在第6章中所看到的，可口可乐被曝光以同样的目的资助了美国的相关研究。国际生命科学研究所由可口可乐前高级副总裁创立，实际上是一个游说集团。尽管该公司一贯对自己的运营和资金保密，但它得到了包括百事可乐、雀巢和麦当劳等在内的至少10多家食品巨头的支持，并设法谨慎而有效地影响全球的公共卫生和医生。[3]

很少有医生想专门研究营养学。由于缺乏魅力和临床榜样，与那些可以做手术或开强效药物等更"令人兴奋"的领域相比，营养学领域正在遭受损失。对于那些真正意识到其重要性的人来说，这里没有基础设施。上周，有 3 位年轻的英国医生找到我，他们都想从事微生物菌群和营养学方面的研究，但我无法提供实际的帮助，因为除了为一个研究博士寻找资金以外，无法提供职业方面的道路。我最近和一位朋友聊天，她是英国西南部德文郡一家大型全科诊所的兼职护士，那里有超过 2.5 万名患者。她照顾诊所里所有的糖尿病患者，成功地为他们开出低热量、低碳水化合物的饮食处方，但这没有得到那里 13 位医生的任何支持或引起他们的兴趣。《柳叶刀》杂志发表了一项来自纽卡斯尔的研究，该研究对 300 名超重糖尿病患者进行的调查结果显示，如果患者连续 8 周坚持低热量（800 卡路里）饮食，90% 的患者病情有所缓解并可以停止药物治疗。[4] 即使在外部试验中，一些热心的全科医生也报告说，他们成功地使 50% 的 2 型糖尿病患者摆脱了所有的药物治疗。尽管并非所有患者都有这样的意志力或强度做到这一点，但大多数医生甚至没有为糖尿病患者提供这种新方案。他们仍然倾向于他们所擅长的更简单的方法，即给病人服用药物以减缓疾病的发展，告诉病人不要吃高脂肪食物，直到他们过早死亡。

建议被认可后改变的速度是另一个问题。如果食物被认为是一种复杂的化学药品，那么人们可能会更严肃地对待它。一项汇总分析表明，一种叫作"安痛易"（Arcoxia）的有效消炎止痛药使心脏问题增加了 30% 以上，该药随即被撤回，所有医生都在一周内通过信件和电子邮件得到了通知。英国公共卫生部和国家健康服务中心继续建议患者每天食用以碳水化合物为主的早餐以便减肥，尽管自 2015 年以来已经有明确的证据表明事实并非如此。早在 2015 年我就被告知，修改饮食指导方针的过程会很缓慢且无法加快，我们只能一直等待。他们声称，包括食品产业在内的许多其他利益相关者也参与其中，他们显然不希望人们放弃加工食品，从而减少一项利润丰厚的收入来源。对维生素 D 和 Omega-3 这样的维生素补充剂来说，情况也是如此，它们被当作食物而不是药物来对待，尽管它们被证实是无效的。在食物中放维生素 D 和 Omega-3 等维生素药物的这种情况本应该必须经过医生同意的，但是很多医生却对此一无所知。比如：许多医生担心的依然是像鸡蛋这样的高胆固醇食品，尽管这种迷思早已被驱散。

　　医生对营养问题的处理缺乏信心也反映在其对肥胖患者的治疗方式上。与肥胖相关的问题通常会被医生忽视，因为怕惹恼患者或被其投诉。在最近的一项对英国家庭医生的调查中，大约 1/3 的家庭医生认为讨论患者的体重会使他们不快，现在不敢再提这个话题了。这似乎是一个文化问题，因为我的法国和比利时同事对与患者就这个问题直接沟通没有丝毫顾虑，大多数患者都不觉得受到了冒犯。可悲的是，很少有家庭医生能够有信心、知识或时间来帮助患者改善饮食或对食物的选择，即使他们的患者中超过 70% 都有生活习惯问题。健康专家的体重和饮食也可能影响他们的行为：如果他们自己超重，他们不太可能提供减重建议；如果他们自己吃得不好，他们就不太可能成为有用的饮食方式的教育者。[5] 虽然医生们不再在外科手术中吸烟，当我以前刚开始做手术时，他们有时会这样做；但许多人会因为桌上放着一罐苏打水或一袋薯片或饼干而感到轻松，大多数医院仍然有自动售货机，里面装满了巧克力和加工零食。

许多国家正在努力整顿对医科学生的教学，尽管由于大学政治的原因，变革可能会非常缓慢。最近的调查显示，英国普通医科学生仍然只能获得两到三个小时真正的营养教学，但有大量关于药物的生物化学课程和讲座。一般的学生对坏血病的了解可能远多于肥胖，尽管他们从未见过坏血病。我是许多试图改变这种灾难性局面的人之一，甚至英国国家医疗服务体系也意识到这是一个问题，但无法改变。另一个问题是，我们现在对医疗培训做出的任何改进—— 一些团体正在为此事而游说[6]——都需要长达10年的时间，在实践中逐渐被理解。那么我们如何教育当前的医生为患者提供更好的营养和生活方式建议呢？许多人说，他们太忙、压力太大，无法再学习任何东西，但营养培训应该强制性地成为他们每年继续教育计划的一部分。许多人告诉我，他们的医生并不太愿意接受病人的建议，还有一些人自己看完《饮食的迷思》（*The Diet Myth*）后，给家庭医生买了一本。

医生通常不认为他们需要了解很多营养知识，因为他们只需将患者介绍给营养学家和营养师即可。尽管美国的研究表明，在所有死于心脏病发作、中风和2型糖尿病的人中，有不良饮食习惯的占了一半。[7] 跟上时代是另一个挑战。尽管有些医务人员非常优秀，但一些医生墨守成规，顺从地遵循着已有 10 多年历史的建议和指导方针，他们更喜欢对标成规而不是去面对个性化需求。不幸的是，许多人仍然相信卡路里是控制体重的核心，或者执着于补充剂的神秘世界，这限制了他们就真正的食物给出有用建议的能力。

英国的另一个问题是，营养师只在医院工作和治疗疾病，营养学家通常与健康人打交道，营养治疗师两者兼而有之，但缺乏监管。每个国家对营养学家和营养师的理解都是混淆不一的，这令人困惑，在培训上也没有达成共识。肥胖尚未被归类为疾病，在许多国家营养学家并不认为这是一个优先事项。另一个明显的问题是人数有限。在英国，大约有 8000 名注册营养师（其中大约有一半在工作），而医生有 29 万人。在美国，营养师 / 营养学家注册的只有大约 9 万人，他们在治疗对象上更加灵活，相比之下，有超过 100 万的注册医生和 1 亿的肥胖客户。

医生们不能再假装无知并对此事持无所谓的态度了，只是把这个影响我们 1/3 人口的健康问题简单地传承下去已经不可行了。

结论：饮食法则

　　当现代科学之父伽利略把物体从比萨斜塔上扔下去，才推翻了两千年来的信条：重物比轻物掉落的速度更快。在营养学上我们正处在与此类似的临界点。种种迹象表明，在这个拥挤的星球上，有足够多的人乐于接受新的自我观和环境观，以实现真正的改变。我们需要放弃那些错误依赖：计算卡路里、遵循指导方针、相信带有误导性的标着脂肪和碳水化合物百分比的标签；我们必须减少吃零食或不断补充水分，不要因为偶尔连吃了几顿快餐或少吃了一顿饭而感到恐慌。现在我们意识到，我们中的任何一个都不太可能是那个"平均水平/普通人"，很明显，如果试图去遵循规范的、针对"平均水平/普通人"的指导方针，或者按照某人的特殊饮食习惯，我们失败的概率极大。我们必须为自己着想，而不是被市场营销欺骗，饮用瓶装水、使用我们最宝贵的土地饲养牲畜，这是在损害我们的星球和我们自己。

这本书中有一些让我们迷途知返的要点：首先，我们应该对我们所相信的食物的信息进行更严格的筛选，哪些信息通常被灌输给我们，或是被既得利益者所曲解，且常常是基于薄弱的数据与科学。我们永远不要相信任何人所声称的那些只有他们知道的、唯一存在的简单原因或速效对策。我们需要无视或者挑战任何所听到的只要去掉某种物质或者购买特殊补充剂就能够治愈我们或使我们体重减轻的言论。不要因一些信息而中断改善我们的饮食，那些信息声称我们只需走一万步或者走更多步、多做瑜伽就行了，因为对于减重而言其实健身是一种无用的手段。为写本书而做的研究也改变了我自己对许多食物的看法。我不再吃那么多的鱼，不再吃现在大部分的养殖动物或濒危物种，不再喝瓶装水或无糖饮料。我现在不再那么关注吃多少盐或者少饮一点葡萄酒会怎么样，我关注的是我所摄入的食物对于环境的影响。如果我购买包装食物，我将计算其成分并做出相应的判断，并试着忽视那些误导性的低盐、低卡路里、低脂、无麸质、转基因的信息，并将这些信息视为让我避免购买该产品的信号。

借助本书的许多示例，我希望你能有更好的理论武器来应对炒作、恐慌和误导性信息，找到对你个人起作用的方式。食品科学绝对不简单，而且它正在变得越来越复杂，不过一个经受得起时间检验的稳健信息（改编自迈克尔·波伦[①]的话）是，我们要饮食多样化，以植物性食物为主，拒绝添加化学剂的食品。

还要记住，并非所有的营养建议都是错误的。在业界掩盖信息之前，有一些是几乎所有专家都达成共识的领域。多吃植物性食物绝对是重要的，因为这会给你带来更多的纤维、多酚和重要营养素。这些水果和蔬菜应该取代其他食物，而不是像很多指导方针所建议的那样仅仅是将其添加到饮食结构的最上层。所有植物性食物的价值并不相同：一些植物中的多酚含量比其他植物高得多，通常鲜亮的或者深色的是好的信号，包括许多不同的浆果、豆类、洋蓟、葡萄、梅子、紫甘蓝、菠菜、青椒、辣椒、甜菜根和蘑菇。单宁酸和苦味是另一个积极的信号，它们存在于高品质咖啡、绿茶、特级初榨橄榄油、黑巧克力和红酒等食品中。但我们不应该每天只吃羽衣甘蓝沙冰；不同食物的数量以及多样化是至关重要的。我们一周中能吃到的植物性食物种类越多（理想的是 20~30 种），我们的肠道微生物就会变得更健康、更多样化，而这有助于我们保持身体健康。这并不像听起来的那样困难，包括吃掉植物的所有部分——谷物、叶子、鳞茎、花朵、种子、坚果、根、草药或香料。[1] 尽量保持植物的完整性，减少机械或化学加工

---

①迈克尔·波伦（Michael Pollan）是美国首屈一指的饮食作家，其作品多次获得具有"美食奥斯卡"之称的詹姆斯·比尔德奖。2009 年获选《新闻周刊》十大思想领袖，2010 年被《时代》周刊评为"全球百位影响力人物"，2013 年被《时代》周刊评选为"食物之神"。现任加州大学伯克利分校的新闻学教授及科学和环境新闻学奈特项目的主任，他更像是一位热爱田野调查的美食侦探，从农场到超市，再到制做出各种美食的厨房，研究食物从产地到餐桌的过程，同时对饮食文化背后的人类社会困境进行思考。——译者注

是明智的。我们可以对自己的饮食习惯更大胆一些，用新奇的或不同寻常的植物来测试我们的味觉，用各种混合蔬菜的餐食来做实验。当然这些也有助于我们将自己的食物种类多样化以及提高素食烹饪技术。

益生菌或发酵食品帮助我们的肠道菌群定期接触活性微生物已被公认。除了吃优质的奶酪（理想情况下是用未经巴氏消毒的牛奶制成）外，定期食用天然全脂酸奶对大多数人来说也是有助于健康的。要获得浓度更高的多种微生物，可以尝试被称为"开菲尔酸牛乳酒"的发酵牛奶，或者发酵茶（康普茶），抑或多吃发酵蔬菜，如德国酸菜或朝鲜泡菜。我们可以自己在家制作这些产品，它们通常比商场售卖的产品有更多的微生物。研究表明，我们需要定期（每天或隔天）摄入少量发酵食品才能有明显的影响，因为新的细菌不能在我们的肠道存活，只能提供给它们对化学信号的有益影响。

请记住，我们需要相对而非绝对地考虑食物。我们可以选择通过减少其他物质（例如我们对肉、鱼或土豆的消耗）来间接增加植物性食物的摄入量，以便在盘子里留出更多空间来容纳其他蔬菜。毫无疑问，作为一个人，拯救地球的最大贡献就是减少我们对于肉、鱼和奶制品的消耗。这将留下更多的土地来种植树木或植物，以便更有效地保护和养活我们。我们都应该更加注意动物饲养方式的来源、质量和可持续性，它们可能有很大的不同。出于同样的原因，我们也应该更好地了解我们进食的所有植物性食物。我们吃的植物性食物越多，就越应该考虑我们经常摄入的除草剂，当对风险有所了解的时候，我们就会考虑有机产品。在可能的情况下，我们应该尝试从我们信任的商店购买植物性食物，这些商店由真正的人而不是自动结账机结账，在那里我们可以提出问题并改善我们的素养。

可穿戴设备将成为我们生活的一部分，记录我们的运动、睡眠、压力、心脏情况等。当你阅读本书时，我们在 PREDICT 研究中使用的个人血糖监测仪可以在没有处方的情况下提供给健康人建议，你也可以自行实验，并且其成本彼时可能已经降低了。随着越来越多的人参与和共享自己的数据，由 ZOE[2] 等商业公司制作的个性化食品应用程序所提供的建议水平和准确性也将继续提高。不只是告知你早饭吃粥还是吃烤面包更好，或者告诉你吃冰激凌、消化饼干或巧克力来款待自己，最终你可能会知道进食的最佳时间、学会锻炼身体并选择适合自己的食物来增强你的活力、提高新陈代谢率，甚至改善睡眠质量。

如果这些测试或 DIY 实验没有一个能吸引你，我们仍然有一些简单的方法来减轻风险。一种方法是减少一天中由于我们的血脂、胰岛素和葡萄糖增加而产生的大量新陈代谢压力。虽然我们中的少部分人对糖的峰值和谷值很敏感，并且确实可以感觉到能量水平的变化或对食物的渴望，但其他人，比如我，很难感受到这些。写笔记或使用记录食物的应用程序会对此有所帮助，或者只是看看我们是否可以在不晕倒和不食用奇巧巧克力的情况下熬到午饭。尽管在没有测试的情况下我们无法肯定，但有一些规则可以降低我们"平均水平"的峰值数量，从而减少我们产生的代谢压力和饥饿信号。可以从减少食用高度精制的碳水化合物开始，因为对于我们大多数人而言，这类食品中有最易获得的糖分。对我有用的好办法是用粗切的燕麦片代替即食燕麦粥，或将白面包换成酵母黑麦面包。另一个显而易见的选择是避免含糖饮料和零食，特别是不要把它们当作特别食物来对待，只吃它们而不吃其他食物。这也包括果汁和冰沙。将精制的碳水化合物与高脂食品（如乳制品）或高纤维食品混合食用对很多人是适用的：例如，在吐司面包上涂上干酪而不是果酱，或者将水果与酸奶混合在一起食用。

可能会被人们遗忘的最重要的信息是，我们应尽可能地避免食用精加工或额外加工的食品。多种添加剂成分中许多都是化学物质，它们单独或组合使用时会对我们的健康造成长期损伤。我们知道制造商会操纵口味使我们的进食量超出我们想要的分量，而且许多关键化学物质会干扰我们的肠道微生物。这些包括人造甜味剂、乳化剂和防腐剂，这些化学物质都不存在于我们任何祖先的食物中，我们的肠道微生物、基因或荷尔蒙也不会进化到可以安全地处理它们。我们还应该将抗生素填至此列，在非常便宜的肉类和一些养殖鱼类中发现了微量的抗生素。[3]越来越多的证据表明农药和除草剂也对我们的肠道微生物有害，这是一个认真洗菜或购买有机食品（如果你负担得起）的好理由。

　　我们都有对食物的特定偏好，并且经常在工作日反复吃同样的早餐和午餐。不要像我一样，只是因为已经吃同样的"健康"三明治 10 年了就以为它一定适合自己。一个很好的类比是试图为你自己的个人引擎寻找最佳燃料，使其在代谢上最高效。选对燃料可以提高行驶里程并保持系统清洁；选错的话你的身体可能会低效运转并积聚不健康的副产品。但是，由于我们当中很多人并不确切知道哪种食物最适合我们，因此改变饮食习惯以减少经常食用的人体难以处理的化学物质的风险是很有意义的。

　　通过对就餐时间进行试验来测试自己很容易。例如，尝试几天不吃早餐，并记下你对延长戒食时间的感受，这种戒食越来越被认为对健康有益。[4] 在撰写本书时，我花了一天的时间，用每四小时吃三个含糖松饼来测试用餐时间的影响。我血糖图表中的曲线到处晃荡，我的精神和身体都感到糟透了。与教科书告诉我的"普通人"会经历的相反，我最大且最不健康的峰值出现在早晨，到晚上便稳步下降。这意味着我在早晨的晚些时候应对相同水平的碳水化合物是最好的，而我的主餐应该在晚上。但是你可能与我完全不同。你还可以尝试在一天中的不同时间里间歇性断食或锻炼，在饭前或饭后，或在吃碳水化合物之前或之后，看看你的身体反应如何。作为个体，我们需要更多地调整自己的身体需求，随着年龄的增长，这些需求会发生变化。生活是一场重要实验。

　　改变我们自己或家庭的饮食习惯是一回事，改变我们国家或地球的饮食习惯是另一回事。不良饮食习惯是导致现代疾病的最大单一因素，占所有死亡人数的近一半，[5] 基于我们支付的数十亿美元的健康税，健康成为我们所有人都想要解决的问题。像以往一样，改变体制归根结底是政治和金钱。我们吃得越多，食品公司赚得就越多；我们吃的精加工食品而不是真正的食品越多，他们赚得就越多。当我们被告知定期吃零食会帮助我们控制体重，而食品公司因设计新奇的零食而发财，而且他们还资助相关的研究来为此"证明"，你会吃惊吗？当我们被告知吃谷物、燕麦片等精制碳水化合物和橙汁组合的早餐对健康和控制体重至关重要，而大型食品公司在这背后操纵着相关产品、研究和健康指导，你会吃惊吗？

如果香烟或酒类公司资助了大多数有关烟酒对健康不利的研究或影响了未来关于烟酒的研究，我们不会接受；但我们仍然接受在食品上发生这种事。在 2019 年，游说势力阻止了美国农业部饮食顾问委员会发布 2020 年就少吃肉或精加工食品的影响的科学证据报告。这些建议直接影响了美国大约 1/3 的食品供应，也影响了许多其他国家。[6] 在这些闭门决策中，大多数国家都不如美国透明。我们不应再允许食品公司通过资助来影响我们的科学家和顾问，也不应允许其游说者依靠政治人物来阻碍对碳酸饮料或垃圾食品收税。事实上，加工食品比全天然食品便宜得多，监管部门需要担起责任。我们通过税收来补贴不健康的食品，不仅仅是我们花费在健康上的数十亿美元。美国约有 1/3 的补贴用于玉米和小麦生产商，甚至作为加工食品核心的食品添加剂也被补贴，而对大多数水果和蔬菜的补贴为零。欧盟的补贴与此类似，2018年有410亿欧元用于所有被制成不健康加工食品的配料（包括糖、肉、乳制品、大豆和动物饲料），这些配料对我们的环境也很不利。我们应该游说相关部门降低健康食品的价格，即使这意味着对垃圾食品征税。在香烟或酒精首次被引入时，许多人反对对它们征税，但随着时间的推移，这被视为正常税收。如果政客们不公开解决那些相互冲突的议题，比如持续补贴、垃圾食品税、行业游说以及对我们的环境和地球产生重大影响的议题，我们就不允许政客们通过许诺资助建设新医院的方式而假装支持改善我们的健康。

当我们听到跨国公司掠夺我们国家的天然河流和泉水，用塑料瓶装水以加价1000倍出售时，我们都应该感到愤怒。尤其是当这些瓶子最终漂浮在我们的海洋中或成为鱼类体内的塑料微粒并最终进入我们的肠道，我们都应该感到愤怒。对塑料袋征收几便士的简单税已在许多国家产生了巨大的影响，而且没有什么好的借口（除了食品和饮料公司的游说）不将这种做法推广到其他塑料商品和包装上，因为存在更好的替代品。

食品公司有大量的营销预算，为了保护我们，对不健康食品的推销应与吸烟或饮酒一样受到限制。我们应该效仿智利等国家的做法，在这些国家，卡通动物图案被禁止用于早餐麦片和其他伪装成健康食品的垃圾食品的宣传上。它们还添加了简单的黑色停止标签，以使购物者识别出精加工食品，而不是像大多数国家那样使用没人能理解的过于复杂的标签。我们还应禁止在包装上使用虚假的健康信息，例如"添加维生素"或"低脂肪"，除非食品公司能够真正证明其食物更健康。我们迫切需要更多的透明度，以更好地了解我们在吃什么。

我认为，大多数政府对营养学的态度都是错误的，而且利益冲突阻碍了中央政策的改变。目前还没有鼓励人们食用更健康、加工程度更低的食品的激励措施。各国政府也面临着巨大的财政压力。在英国，2018年对饮料征收糖税在许多方面都取得了成功，这表明征税可以迅速改变行为，希望这能推广到其他高糖食品上。然而，在征收糖税的同时，政府通过了相关法律，允许糖更多的精炼与更廉价的进口，从而压低了加工食品中糖的价格。糖生产商每年还将获得7亿美元的欧盟补贴。[7]不幸的是，2018年的糖税可能是一个错误的开端，因为鲍里斯·约翰逊（Boris Johnson）[①]领导的2019年政府屈服于行业人士的游说，承诺要来个180度大转弯，结束"罪孽税"。据我所知，尚无主要政府对蔬菜等食品进行补贴，因为它们很健康，且相对于精加工食品而言，这些健康食品的价格在全球范围内还会持续上涨。

我们需要在没有偏见的食品研究上投入更多的资金，以取代行业资助的那些研究所带来的扭曲影响，并且，在被拖延了50年后，现在是时候严格控制垃圾食品及其化学添加剂的有害影响了。我们在对肥胖和食物的研究上投入的经费仍然太少。美国国立卫

---

① 现任英国首相。——译者注

生研究院（与许多其他国家一样）在癌症上的花费是糖尿病和肥胖症总和的 10 倍，在艾滋病上的花费是糖尿病和肥胖症总和的 3 倍，尽管后者的花费要比前者高得多，影响人数也要高出许多倍。[8] 在我看来，仍然有太多的钱花在了小规模的动物研究上，即使有价值，也是有限的；而花在大规模人类研究上的钱实在太少了：人类属于特定物种，我们不能通过研究什么是最好的狗粮来提升我们的营养学。如果制药公司可以花数十亿美元证明一种药物有效且无害而将其推向市场，为什么我们不能把同样多的钱分配到食品上，或者迫使现在已经富得流油的全球食品公司也这样做呢？

　　卫生专业人员对营养和肥胖一无所知已不再为人所接受，即使他们在培训中学到的东西很少。医生、护士和理疗师都应发挥重要作用，并且，就像吸烟一样，应该率先明确地改变自己的习惯。在包括英国和美国在内的许多国家，护士和护理人员的肥胖率很高，[9] 而医院里到处都是可以创收的垃圾食品和自动售货机。你最近一次为了又黄又烂的牙去看牙医的时候，等候室里满是含糖的零食吧？我们都为这些有缺陷的、虚伪的服务买单——我们应该要求更好的服务。

　　食物是最好的也是最复杂的药。我们再也不能把像食物这么重要的事情托付于大型公司、公务员、博主或名人之手了。我们都需要自己去承担责任并了解更多信息。教育是我们的主要希望。我们需要怀抱同样的热忱，像教孩子们走路、读书和写字一样，教他们辨别真假食物。

附录：12条计划

本书的重点不是告诉你该怎么吃或吃什么，我已经尽全力不落入给他人提供"一刀切"的指导方针的陷阱。但是，如果我必须把我所学到的归纳成适用于所有人的一般性建议的话，以下这些陈述应该很容易被记住而且很难被反驳：

1. 饮食多样化，以植物性食物为主，不要添加化学物质

2. 质疑科学，不要相信快速、单一的解决方案

3. 不要被食品标签或市场营销愚弄

4. 要明白你在食物方面不是普通人

5. 不要恪守食物的成规：要多样化和勇于尝试

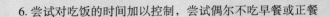

6. 尝试对吃饭的时间加以控制，尝试偶尔不吃早餐或正餐

7. 食用真正的食物，而不是补充剂

8. 避免食用含有超过 10 种添加成分的精加工食品

9. 多食用可以改善肠道微生物多样性的食物

10. 降低常规的血糖和血脂峰值

11. 减少肉类和鱼类的消费，核实其可持续性

12. 教育自己及下一代真正的食物的重要性

致 谢

如果没有我的代理人、来自 Conville & Walsh 出版代理公司的索菲·兰伯特（Sophie Lambert）和我出色的编辑、来自 Jonathan Cape 出版社的贝亚·赫明（Bea Hemming）的热情，本书不可能出版。在过去 10 年里，她们一直与我密切合作。哈里特·史密斯（Harriet Smith）接受过营养方面的培训，作为我的研究人员，她帮了我很大的忙，为我的结论收集了大量的论文和数据。很多学者和记者给了我直接或间接的帮助，我要特别感谢蒂姆·朗（Tim Lang）、马里恩·雀巢（Marion Nestle）、碧·威尔逊（Bee Wilson）、萨拉·贝里（Sarah Berry）、凯西·威廉姆斯（Cathy Williamson）、玛丽塔·轩尼诗（Marita Hennessy）、泰德·戴安（Ted Dian）、约翰·科瑞安（John Cryan）、亚当·福克斯（Adam Fox）、托马斯·巴伯（Thomas Barber）、科罗琳娜·乐·罗伊（Caroline Le Roy）、安娜·罗德里格斯（Anna Rodriguez）、彼得·金德斯利（Peter Kindersley）、达瑞斯·莫泽法瑞安（Dariush Mozaffarian）、罗宾·迈斯纳格（Robin Mesnage）、保罗·弗兰克斯（Paul Franks）、凯特·阿尼（Kat Arney）。艾玛·特威利（Emma Twilley）、辛西娅·格拉贝（Cynthia Graber）、佐伊·威廉姆斯（Zoe Williams）和英国双胞胎项目的志愿者——Mac 双胞胎和 Turner 双胞胎，都是我这项研究的受试者，她们帮助我进行了有益的讨论。我从约翰·文森特（John Vincent）、帕特里克·霍顿（Patrick Holden）、海伦·布朗宁（Helen Browning）、盖·沃森（Guy Watson）、塞巴斯蒂安·波莱（Sebastian Pole）、菲尔·惆温兹克（Phil Chowienczyk）、罗伯·菲兹杰拉德（Rob Fitzgerald）、莱斯利·布克班德（Lesley Bookbinder）、利奥拉·艾森（Leora Eisen）以及推特和照片墙上长期忍受饮食之苦的追随者们那里得到了有用的信息。我还想感谢那些努力反对成规制度并致力于改善对医科学生和医生的营养培训的人。

我要感谢我的团队，特别是我忠实的助手维多利亚·巴斯克斯（Victoria Vazquez）、黛比·哈特（Debbie Hart），她们有效确保了所有事情的顺利进展，以及伦敦国王学院的全体教员，感谢他们坚定不移的支持。ZOE Global 公司的联合创始人乔治·哈迪杰奥杰欧（George Hadjigeorgiou）和乔纳森·沃尔夫（Jonathan Wolf）是这个项目开展的关键，ZOE Global 公司在伦敦和波士顿的伟大团队也是如此。我被授权以独特的方式使用 PREDICT 研究的最新成果，该研究是一个由 70 多人共同合作的令人惊艳的学术产业合作项目，他们帮助并包容了我的许多自我实践和个性化的营养体验。我还要感谢 PREDICT 项目的同事：麻省综合医院的安迪·陈（Andy Chan）和美国斯坦福大学的克里斯多弗·加德纳（Christopher Gardner），以及意大利的尼古拉·斯格塔（Nicola Segata）和塔夫茨大学的约瑟·奥多瓦斯（Jose Ordovas）。

最后，我无法忘记我的妻子、家人和亲密的朋友们，他们包容我，给我提建议，如果没有他们，本书可能早就草草结束。

注 释

引 言

1 Masako, N., 'Dietary walnut supplementation alters mucosal metabolite profiles during DSS-induced colonic ulceration', *Nutrients* (2019); 11(5): 1118

2 J. P. A. Ioannidis, 'The challenge of reforming nutritional epidemiologic research', *JAMA* (2018); 320(10): 969–970

3 D. S. Ludwig, 'Improving the quality of dietary research', *JAMA* (2019)

4 https://blogs.bmj.com/bmj/2019/10/09/bacon-rashers-statistics-and-controversy/

5 Kate Taylor, 'These three companies control everything you buy', *Business Insider* (4 April 2017)

6 Marion Nestle, *Unsavory Truth: How Food Companies Skew the Science of What We Eat,* Basic Books (2018)

7 K. D. Hall, 'Ultra-processed diets cause excess calorie intake and weight gain: an inpatient randomized controlled trial of food intake', *Cell Metabolism* (2019)

8 T. D. Spector, 'Breakfast: a good strategy for weight loss?' *BMJ* (2 February 2019)

9 A. Astrup, 'WHO draft guidelines on dietary saturated and trans fatty acids: time for a new approach?', *BMJ* (2019); 366: l4137

10 A-L. Barabai, 'The Unmapped chemical complexity of our diet', *Nature Food* (2020); 1: 33–37

第 1 章　因人而异

1 www.choosemyplate.gov

2 www.nhs.uk/live-well/eat-well/the-eatwell-guide/

3 A. J. Johnson, 'Daily sampling reveals personalized diet-microbiome associations in humans', *Cell Host & Microbe* (2019); 25(6): 789–802

4 joinzoe.com/studies

5 S. E. Berry, 'Decoding human postprandial responses to food and their potential for precision nutrition', PREDICT 1 Study, *Nature Medicine* (2020) (in press)

6 C. M. Astley, 'Genetic evidence that carbohydrate-stimulated insulin secretion leads to obesity', *Clin Chem* (2018); 64(1): 192–200

7 C. D. Gardner, 'Effect of low-fat vs low-carbohydrate diet on 12-month weight loss in overweight adults and the association with genotype pattern or insulin secretion: the DIETFITS randomized clinical trial', *JAMA* (2018) Feb 20; 319(7): 667–679

第 2 章　间断禁食

1 K. Sievert, 'Effect of breakfast on weight and energy intake: systematic review and meta-analysis of randomised controlled trials', *BMJ* (2019); 364: 142

2 J. A. Betts, 'Is breakfast the most important meal of the day?', *Proceedings of the Nutrition Society* (2016); 75(4): 464–474; and K. Casazza, 'Weighing the evidence of common beliefs in obesity research', *Critical Reviews in Food Science and Nutrition* (2014); 55(14): 2014–2053

3 D. J. Jenkins, 'Nibbling versus gorging: metabolic advantages of increased meal frequency', *New England Journal of Medicine* (1989); 321(14): 929–934

4 https://www.nhs.uk/live-well/eat-well/eight-tips-for-healthy-eating/ (12 April 2019)

5 K. Gabel, 'Effects of 8-hour time restricted feeding on body weight and metabolic disease risk factors in obese adults: a pilot study', *Nutrition and Healthy Aging* (2018); 4(4): 345–353; and R. de Cabo, 'Effects of intermittent fasting on health, aging and disease', *New England Journal of Medicine* (2019); 381: 2541–51

6 K. Casazza, 'Weighing the evidence of common beliefs in obesity research', *Critical Reviews in Food Science and Nutrition* (2014); 55(14): 2014–2053

7 J. Kaczmarek, 'Complex interactions of circadian rhythms, eating behaviors, and the gastrointestinal microbiota and their potential impact on health', *Nutrition Reviews* (2017); 75(9): 673–682

8 K. Adolfus, 'The effects of breakfast and breakfast composition on cognition in children and adolescents: a systematic review', *Advances in Nutrition* (2016); 7(3): 590S–612S

第 3 章　卡路里计数不会增加

1 J. Levine, 'Energy expenditure of nonexercise activity', *American Journal of Clinical Nutrition* (2000); 72(6): 1451–1454

2 J. A. Novotny, 'Discrepancy between the Atwater factor predicted and empirically measured energy values of almonds in human diet', *Am J Clin Nutr* (2012); 96(2): 296–301

3 R. N. Carmody, 'Cooking shapes the structure and function of the gut microbiome', *Nature Microbiology* (2019); 4(12): 2052–2063

4 https://www.gov.uk/government/statistical-data-sets/family-food-datasets

5 A. Chaix, 'Time-restricted feeding prevents obesity and metabolic syndrome in mice lacking a circadian clock', *Cell Metab* (2019); 29(2): 303–319

6 C. Ebbeling, 'Effects of a low carbohydrate diet on energy expenditure during weight loss maintenance: randomized trial', *BMJ* (2018); 363: k4583

7 C. D. Gardner, 'Effect of low-fat vs low-carbohydrate diet on 12-month weight loss in overweight adults', *JAMA* (2018); 319(7): 667–679

第 4 章　脂肪大辩论

1 D. Nunan, 'Implausible discussions in saturated fat "research"; definitive solutions won't come from another million editorials (or a million views of one)', *Br J Sports Med* (2019); 53(24): 1512–1513

2 https://www.nhs.uk/live-well/eat-well/the-eatwell-guide/ (28 January 2019)

3 V. W. Zhong, 'Associations of dietary cholesterol or egg consumption with incident cardiovascular disease and mortality', *JAMA* (2019); 321(11): 1081–1095

4 M. Dehghan, 'Associations of fats and carbohydrate intake with cardiovascular disease and mortality in 18 countries from five continents (PURE): a prospective cohort study', *The Lancet* (2017); 390: 2050–2062

5 R. Estruch, 'Primary prevention of cardiovascular disease with a Mediterranean diet supplemented with extra-virgin olive oil or nuts', *New Engl J Med* (2018); 378(25): e34

6 C. N. Serhan, 'Resolvins in inflammation', *J Clin Invest* (2018); 128(7): 2657–2669

7 V. W. Zhong, 'Associations of dietary cholesterol or egg consumption with incident cardiovascular disease and mortality', *JAMA* (2019); 321(11): 1081–1095

8 D. Mozaffarian, 'Dietary and policy priorities for cardiovascular disease, diabetes, and obesity: a comprehensive review', *Circulation* (2016); 133(2): 187–225

9 L. Pimpin, 'Is butter back? A systematic review and meta-analysis of butter consumption and risk of cardiovascular disease, diabetes, and total mortality', *PLOS ONE* (2016); 11(6): e0158118

10 C. D. Gardner, 'Effect of low-fat vs low-carbohydrate diet on 12-month weight loss in overweight adults', *JAMA* (2018); 319(7): 667–679

第 5 章　补充剂真的没用

1 H. Hemilä, 'Vitamin C for preventing and treating the common cold', *Cochrane Database of Systematic Reviews* (2013) Jan 31; (1): CD000980

2 S. M. Lippman, 'Effect of selenium and vitamin E on risk of prostate cancer and other cancers: the Selenium and Vitamin E Cancer Prevention Trial', *JAMA* (2009); 301(1): 39–51

3 F. Vellekkatt, 'Efficacy of vitamin D supplementation in major depression: a meta-analysis of randomized controlled trials', *Journal of Postgraduate Medicine* (2019); 65(2): 74–80; and D. Feldman, 'The role of vitamin D in reducing cancer risk and progression', *Nature Reviews Cancer* (2014); 14(5): 342–357

4 K. Trajanoska, 'Assessment of the genetic and clinical determinants of fracture risk: genome wide association and mendelian randomisation study', *BMJ* (2018); 362: k3225

5 B. Ozkan, 'Vitamin D intoxication', *Turkish Journal of Pediatrics* (2012); 54(2): 93–98

6 H. A. Bischoff-Ferrari, 'Monthly high-dose vitamin D treatment for the prevention of functional decline: a randomized clinical trial', *JAMA Internal Medicine* (2016); 176(2): 175–183; and H. Smith, 'Effect of annual intramuscular vitamin D on fracture risk in elderly men and women', *Rheumatology* (2007); 46(12): 1852–1857

7 K. Li, 'Associations of dietary calcium intake and calcium supplementation with myocardial infarction and stroke risk and overall cardiovascular mortality in the Heidelberg cohort', *Heart* (2012); 98: 920–925; and J. B. Anderson, 'Calcium intake from diet and supplements and the risk of coronary artery calcification and its progression among older adults: 10-year follow-up of the multi-ethnic study of atherosclerosis (MESA)', *Journal of the American Heart Association* (2016); 5 (10): e003815

8 B. J. Schoenfeld, 'Is there a postworkout anabolic window of opportunity for nutrient consumption?', *Journal of Orthopaedic and Sports Physical Therapy* (2018); 48(12): 911–914

9 M. C. Devries, 'Changes in kidney function do not differ between healthy adults consuming higher- compared with lower- or normal-protein diets: a systematic review and meta-analysis', *Journal of Nutrition* (2018); 148(11): 1760–1775

10 B. M. Burton-Freeman, 'Whole food versus supplement: comparing the clinical evidence of tomato intake and lycopene supplementation on cardiovascular risk factors', *Advances in Nutrition* (2014); 5(5): 457–485

11 S. M. Lippman, 'Effect of selenium and vitamin E on risk of prostate cancer and other cancers: the Selenium and Vitamin E Cancer Prevention Trial', *JAMA* (2009); 310(1): 39–51

12 A. S. Abdelhamid, 'Omega-3 fatty acids for the primary and secondary prevention of cardiovascular disease', *Cochrane Systematic Review* (2018); 7: CD003177

13 J. E. Manson, 'Marine n-3 fatty acids and prevention of cardiovascular disease and cancer', *New England Journal of Medicine* (2019); 380(1): 23–32

14 S.U. Khan, 'Effects of nutritional supplements and dietary interventions on cardio-vascular outcomes', *Annals of Internal Medicine* (2019); 171(3): 190–198

第 6 章　苦乐参半的隐藏议题

1 I. Toews, 'Association between intake of non-sugar sweeteners and health outcomes: systematic review and meta-analyses of randomised and non-randomised controlled trials and observational studies', *BMJ* (2019); 364: k4718

2 E. K. Dunford, 'Non-nutritive sweeteners in the packaged food supply – an assessment across 4 countries', *Nutrients* (2018); 10(2): e257

3 D. G. Aaron, 'Sponsorship of national health organizations by two major soda companies', *American Journal of Preventative Medicine* (2017); 52(1): 20–30

4 J. Gornall, 'Sugar: spinning a web of influence', *BMJ* (2015); 350:h231 infographic https://doi.org/10.1136/bmj.h231

5 M. G. Veldhuizen, 'Integration of sweet taste and metabolism determines carbohydrate reward', *Current Biology* (2017); 27(16): 2476–2485

6 J. E. Blundell, 'Low-calorie sweeteners: more complicated than sweetness without calories', *American Journal of Clinical Nutrition* (2019); 109(5): 1237–1238

7 J. Suez, 'Artificial sweeteners induce glucose intolerance by altering the gut microbiota', *Nature* (2014); 514(7521): 181–186

8 F. J. Ruiz-Ojeda, 'Effects of sweeteners on the gut microbiota: a review of experimental studies and clinical trials', *Advances in Nutrition* (2019); 10: s31–s48

9 K. Daly, 'Bacterial sensing underlies artificial sweetener-induced growth of gut Lactobacillus', *Environmental Microbiology* (2016); 18(7): 2159–2171

10 joinzoe.com

11 K. A. Higgins, 'A randomized controlled trial contrasting the effects of 4 low-calorie sweeteners and sucrose on body weight in adults with overweight or obesity', *American Journal of Clinical Nutrition* (2019); 109(5): 1288–1301

12 K. Olsson, 'Microbial production of next-generation stevia sweeteners', *Microbial Cell Factories* (2016); 15(1): 207

13 joinzoe.com

14 Q. P. Wang, 'Non-nutritive sweeteners possess a bacteriostatic effect and alter gut microbiota in mice,' *PLOS ONE* (2018); 13(7): e0199080

15 M. C. Borges, 'Artificially sweetened beverages and the response to the global obesity crisis', *PLOS Medicine* (2017); 14(1): e1002195

第 7 章　真相不在食品标签上

1 G. Cowburn, 'Consumer understanding and use of nutrition labelling: a systematic review', *Public Health Nutrition* (2005); 8(1): 21–28

2 C. J. Geiger, 'Health claims: history, current regulatory status, and consumer research', *Journal of the American Dietetic Association* (1998); 98(11): 1312–1314

3 R. DuBroff, 'Fat or fiction: the diet-heart hypothesis', *BMJ Evidence-Based Medicine* (2019); 29 May, p. ii: bmjebm-2019–111180

4 http://www.fao.org/faostat/en/#data/FBS

5 F. Goiana-da-Silva, 'Front-of-pack labelling policies and the need for guidance', *Lancet Public Health* (2019); 4 (1): PE15

6 R. Estruch, 'Primary prevention of cardiovascular disease with a Mediterranean diet', *New England Journal of Medicine* (2013); 368: 1279–1290

7 G. Ares, 'Comparative performance of three interpretative front-of-pack nutrition labelling schemes: insights for policy making', *Food Quality and Preference* (2018); 68: 215–225

8 R. B. Acton, 'Do consumers think front-of-package "high in" warnings are harsh or reduce their control?', *Obesity* (2018); 26(11): 1687–1691

9 M. Cecchini, 'Impact of food labelling systems on food choices and eating behaviours: a systematic review and meta-analysis of randomized studies', *Obes Rev* (Mar 2016); 17(3): 201–10

10 S. N. Bleich, 'Diet-beverage consumption and caloric intake among US adults, overall and by body weight', *American Journal of Public Health* (2014); 104: e72–e78

11 J. Petimar, 'Estimating the effect of calorie menu labeling on calories purchased in a large restaurant franchise in the southern United States: quasi-experimental study', *BMJ* (2019); 367: l5837

12 J. S. Downs, 'Supplementing menu labeling with calorie recommendations to test for facilitation effects', *American Journal of Public Health* (2012); 103: 1604–1609

第 8 章　快餐恐惧症

1 C. A. Monteiro, 'NOVA. The star shines bright', *World Nutrition* (2016); 7(1–3): 28–38

2 C. A. Monteiro, 'Household availability of ultra-processed foods and obesity in nineteen European countries', *Public Health Nutrition* (2018); 21(1): 18–26

3 E. M. Steele, 'Ultra-processed foods and added sugars in the US diet: evidence from a nationally representative cross-sectional study', *BMJ Open* (2016); 6: e009892

4 K. Hall, 'Ultra-processed diets cause excess calorie intake and weight gain: an inpatient randomized controlled trial of ad libitum food intake', *Cell Metabolism* (2019); S1550–4131(19): 30248–7

5 J. M. Poti, 'Ultra-processed food intake and obesity: what really matters for health – processing or nutrient content?', *Current Obesity Reports* (2012); 6(4): 420–431

6 L. C. Kong, 'Dietary patterns differently associate with inflammation and gut micro-biota in overweight and obese subjects', *PLOS ONE* (2014); 9(10): e109434

7 R. Mendonça, 'Ultraprocessed food consumption and risk of overweight and obesity', *American Journal of Clinical Nutrition* (2016); 104(5): 1433–1440; and D. Mozzaffarian, 'Changes in diet and lifestyle and long-term weight gain in women and men', *New England Journal of Medicine* (2011); 364(25): 2392–2404

8 A. Bouzari, 'Vitamin retention in eight fruits and vegetables: a comparison of refrigerated and frozen storage', *Journal of Agricultural and Food Chemistry* (2015); 63(3): 957–962

第 9 章　把培根带回餐桌

1 http://www.fao.org/faostat/

2 V. Bouvard, 'Carcinogenicity of consumption of red and processed meat', *The Lancet Oncology* (2015); 16(16): 1599–1600

3 'Plant-based meat could create a radically different food chain', *The Economist* (12 October 2019)

4 M. Dehghan, 'Associations of fats and carbohydrate intake with cardiovascular disease and mortality in 18 countries from five continents (PURE): a prospective cohort study', *The Lancet* (2017); 390(10107): 2050–2062

5 X. Wang, 'Red and processed meat consumption and mortality: dose-response meta-analysis of prospective cohort studies', *Public Health Nutrition* (2016); 19(5): 893–905; and A. Etemadi, 'Mortality from different causes associated with meat, heme iron, nitrates, and nitrites in the NIH-AARP Diet and Health Study', *BMJ* (2017); 357: j1957

6 D. Zeraatkar, 'Red and processed meat consumption and risk for all-cause mortality and cardiometabolic outcomes: a systematic review and meta-analysis of cohort stud-ies, *Ann Intern Med* (2019); 171(10): 721–731

7 R. Rubin, 'Blacklash over meat dietary recommendations raises questions about corporate lies to nutrition scientists', *JAMA* (2020)

8 T. D. Spector, 'Bacon rashers, statistics, and controversy', blog.bmj.com (9 October 2019)

9 J. E. Lee, 'Meat intake and cause-specific mortality: a pooled analysis of Asian prospective cohort studies', *American Journal of Clinical Nutrition* (2013); 98(4): 1032–1041

10 E. Lanza, 'The polyp prevention trial continued follow-up study', *Cancer Epidemiology, Biomarkers and Prevention* (2007); 16(9): 1745–1752; and C. A. Thomson, 'Cancer incidence and mortality during the intervention and post intervention periods of the Women's Health Initiative Dietary Modification Trial', *Cancer Epidemiology, Biomarkers and Prevention* (2014); 23(12): 2924–2935

11 V. Bouvard, 'Carcinogenicity of consumption of red and processed meat', *The Lancet Oncology* (2015); 16(16): 1599–1600

12 J. J. Anderson, 'Red and processed meat consumption and breast cancer: UK Biobank cohort study and meta-analysis', *Eur J Cancer* (2018); 90: 73–82

13 D. Średnicka-Tober, 'Composition differences between organic and conventional meat: a systematic literature review and meta-analysis', *Br J Nutr* (2016); 115(6): 994–1011

14 W. Willett, 'Food in the Anthropocene: the EAT-Lancet commission on healthy diets from sustainable food systems', *The Lancet* (2019); 393: 447–92

15 J. Poore, 'Reducing food's environmental impacts through producers and consumers', *Science* (2018); 360(6392): 987–992

16 M. Springmann, 'Options for keeping the food system within environmental limits', *Nature* (2018); 562: 519–525

17 M. Springmann, 'Health-motivated taxes on red and processed meat: a modelling study on optimal tax levels and associated health impacts', *PLOS ONE* (2018); 13(11): e0204139

18 J. L. Capper, 'The environmental impact of beef production in the United States: 1977 compared with 2007', *Journal of Animal Science* (2011); 89: 4249–4261

19 A. Lopez, 'Iron deficiency anaemia', *The Lancet* (2016); 387(10021): 907–16

20 A. Mentre, 'Evolving evidence about diet and health', *The Lancet Public Health* (2018); 3(9): e408–e409; and F. N. Jacka, 'Association of Western and traditional diets with depression and anxiety in women', *American Journal of Psychiatry* (2010); 167(3): 305–311

21 F. N. Jacka, 'Red meat consumption and mood and anxiety disorders', *Psychotherapy and Psychosomatics* (2012); 81(3): 196–198

22 C. A. Daley, 'A review of fatty acid profiles and antioxidant content in grass-fed and grain-fed beef', *Nutrition Journal* (2010); 9(1): 10

23 C. Pelucchi, 'Dietary acrylamide and cancer risk: an updated meta-analysis', *International Journal of Cancer* (2015); 136: 2912–2922

24 J. G. Lee, 'Effects of grilling procedures on levels of polycyclic aromatic hydrocarbons in grilled meats', *Food Chemistry* (2016); 199: 632–638; and A. A. Stec, 'Occupational exposure to polycyclic aromatic hydrocarbons and elevated cancer incidence in firefighters', *Scientific Reports* (2018); 8(1): 2476

25 C. L. Gifford, 'Broad and inconsistent muscle food classification is problematic for dietary guidance in the US', *Nutrients* (2017); 9(9): 1027

26 N. Bergeron, 'Effects of red meat, white meat, and nonmeat protein sources on atherogenic lipoprotein measures in the context of low compared with high saturated fat intake: a randomized controlled trial', *Am J Clin Nutr* (2019) Jun 4: online

27 EFSA, 'Opinion of the scientific panel on food additives, flavourings, processing aids and materials in contact with food (AFC) related to treatment of poultry carcasses with chlorine dioxide, acidified sodium chlorite, trisodium phosphate and peroxyacids', *European Food Safety Authority* (2006); 4(1): 297

28 Fiona Harvey, 'British supermarket chickens show record levels of antibiotic-resistant superbugs', *The Guardian* (15 January 2018)

29 Felicity Lawrence, 'Revealed: the dirty secret of the UK's poultry industry', *The Guardian* (23 July 2014)

第 10 章　可疑的鱼生意

1 C. A. Raji, 'Regular fish consumption and age-related brain gray matter loss', *American Journal of Preventive Medicine* (2014); 47(4): 444–451

2 M. C. Morris, 'Fish consumption and cognitive decline with age in a large community study', *Archives of Neurology* (2005); 62(12): 1849–1853

3 A. V. Saunders, 'Omega-3 polyunsaturated fatty acids and vegetarian diets', *Medical Journal of Australia* (2013); 1(2): 22–26

4 W. Stonehouse, 'Does consumption of LC omega-3 PUFA enhance cognitive performance in healthy school-aged children and throughout adulthood? Evidence from clinical trials', *Nutrients* (2014); 6(7): 2730–2758; and R. E. Cooper, 'Omega-3 polyunsaturated fatty acid supplementation and cognition: a systematic review & meta-analysis', *Journal of Psychopharmacology* (2015); 29(7): 753–763

5 J. Øyen, 'Fatty fish intake and cognitive function: FINS-KIDS, a randomized controlled trial in preschool children', *BMC Medicine* (2018); 16: 41

6 J. F. Gould, 'Seven-year follow-up of children born to women in a randomized trial of prenatal DHA supplementation', *JAMA* (2017); 317(11): 1173–1175

7 D. Engeset, 'Fish consumption and mortality in the European Prospective Investigation into Cancer and Nutrition cohort', *European Journal of Epidemiology* (2015); 30(1): 57–70

8 L. Schwingshackl, 'Food groups and risk of all-cause mortality: a systematic review and meta-analysis', *American Journal of Clinical Nutrition* (2017); 105(6): 1462–1473

9 M. Song, 'Association of animal and plant protein intake with all-cause and cause-specific mortality', *JAMA Internal Medicine* (2016); 176(10): 1453–1463

10 D. S. Siscovick, 'Omega-3 polyunsaturated fatty acid (fish oil) supplementation and the prevention of clinical cardiovascular disease: a science advisory from the American Heart Association', *Circulation* (2017); 135(15): e867–e884

11 T. Aung, 'Associations of omega-3 fatty acid supplement use with CVD risks: meta-analysis of 10 trials involving 77,917 individuals', *JAMA Cardiology* (2018); 3(3): 225–234

12 A. S. Abdelhamid, 'Omega-3 fatty acids for the primary and secondary prevention of cardiovascular disease', *Cochrane Systematic Review* (2018); 7: CD003177

13 J. E. Manson, 'Marine n-3 fatty acids and prevention of cardiovascular disease and cancer', *New England Journal of Medicine* (2019); 380: 23–32

14 N. K. Senftleber, 'Marine oil supplements for arthritis pain: a systematic review and meta-analysis of randomized trials', *Nutrients* (2017); 9(1): e42

15 A. G. Tacon, 'Global overview on the use of fish meal and fish oil in industrially compounded aquafeeds', *Aquaculture* (2008); 285(1–4): 146–158

16 J. Poore, 'Reducing food's environmental impacts through producers and consumers', *Science* (2018); 360(6392): 987–992

17 Y. Han, 'Fishmeal application induces antibiotic resistance gene propagation in mariculture sediment', *Environmental Science and Technology* (2017); 51(18): 10850–60.

18 Patrick Whittle, 'Plagues of parasitic sea lice depleting world's salmon stocks', *The Independent* (19 September 2017)

19 Shebab Khan, 'Scottish salmon sold by a range of supermarkets in the UK has sea lice up to 20 times the acceptable amount', *The Independent* (29 October 2017)

20 Jen Christensen, ' Fish fraud: what's on the menu often isn't what's on your plate', *CNN* (March 7, 2019)

21 Kimberly Warner, 'Deceptive dishes: seafood swaps found worldwide', *Oceana Report* (7 September 2016)

22 D. A. Willette, 'Using DNA barcoding to track seafood mislabeling in Los Angeles restaurants', *Conservation Biology* (2017); 31(5): 1076–1085

23 Kahmeer Gander, 'Fraudsters are dyeing cheap tuna pink and selling it on as fresh fish in £174m industry', *The Independent* (18 January 2017)

24 R. Kuchta, '*Diphyllobothrium nihonkaiense* tapeworm larvae in salmon from North America', *Emerging Infectious Diseases* (2017); 23(2): 351–353

25 K. Iwata, 'Is the quality of sushi ruined by freezing raw fish and squid? A randomized double-blind trial', *Clinical Infectious Diseases* (2015); 60(9): e43–e48

26 A. Planchart, 'Heavy metal exposure and metabolic syndrome: evidence from human and model system studies', *Current Environmental Health Reports* (2018); 5(1): 110–124

27 E. Oken, 'Fish consumption, methylmercury and child neurodevelopment', *Current Opinion in Pediatrics* (2008); 20(2): 178–183; and S. K. Sagiv, 'Prenatal exposure to mercury and fish consumption during pregnancy and attention-deficit/hyperactivity disorder-related behavior in children', *Archives of Pediatrics and Adolescent Medicine* (2012); 166(12): 1123–1131

28 T. S. Galloway, 'Marine microplastics spell big problems for future generations', *Proceedings of the National Academy of Sciences* (2016); 113(9): 2331–2333

29 A. S. Abdelhamid, 'Omega-3 fatty acids for the primary and secondary prevention of cardiovascular disease', *Cochrane Systematic Review* (2018); 7: CD003177

30 https://friendofthesea.org/; https://fishwise.org/; https://globalfishingwatch.org

第 11 章　素食狂

1 C. Losasso, 'Assessing influence of vegan, vegetarian and omnivore oriented Westernized dietary styles on human gut microbiota', *Frontiers in Microbiol* (2018); 9: 317

2 J. R. Benatar, 'Cardiometabolic risk factors in vegans; A meta-analysis of observational studies', *PLOS ONE* (2018); 13(12): e0209086

3 H. Kahleova, 'Cardio-metabolic benefits of plant-based diets', *Nutrients* (2017); 9(8): 848

4 M. J. Orlich, 'Vegetarian dietary patterns and mortality in Adventist Health Study 2', *JAMA Internal Medicine* (2013); 173(13): 1230–1238

5 V. Fønnebø, 'The healthy Seventh-Day Adventist lifestyle: what is the Norwegian experience?', *American Journal of Clinical Nutrition* (1994); 59(5): 1124S–1129S

6 S. Mihrshahi, 'Vegetarian diet and all-cause mortality: evidence from a large population-based Australian cohort – the 45 and Up Study', *Preventative Medicine* (2017); 97: 1–7

7 P. N. Appleby, 'Mortality in vegetarians and comparable nonvegetarians in the United Kingdom', *American Journal of Clinical Nutrition* (2016); 103(1): 218–230

8 G. Segovia-Siapco, 'Health and sustainability outcomes of vegetarian dietary patterns: a revisit of the EPIC-Oxford and the Adventist Health Study 2 cohorts', *Eur J Clin Nutr* (Jul 2019); 72(Suppl 1): 60–70

9 G. M. Turner-McGrievy, 'A two-year randomized weight loss trial comparing a vegan diet to a more moderate low-fat diet', *Obesity* (2012); 15: 2276–2281

10 E. Fothergill, 'Persistent metabolic adaptation 6 years after "The Biggest Loser" competition', *Obesity* (2016); 24: 1612–1619

11 F. Barthels, 'Orthorexic and restrained eating behaviour in vegans, vegetarians, and individuals on a diet', *Eat Weight Disord* (2018); 23(2): 159–166

12 N. Veronese, 'Dietary fiber and health outcomes: an umbrella review of systematic reviews and meta-analyses', *Am J Clin Nutr* (2018); 107(3): 436–444

13 H. E. Billingsley, 'The antioxidant potential of the Mediterranean diet in patients at high cardiovascular risk: in-depth review of PREDIMED', *Nutrition and Diabetes* (2018); 8(1): 13; and S. Subash, 'Neuroprotective effects of berry fruits on neurodegenerative diseases', *Neural Regeneration Research* (2014); 9(16): 1557–1566

14 M. J. Bolland, 'Calcium intake and risk of fracture: systematic review', *BMJ* (2015); 351: h4580

15 https://waterfootprint.org/en/resources/waterstat/ (November 2019)

16 C. Whitton, 'National Diet and Nutrition Survey: UK food consumption and nutrient intakes', *British Journal of Nutrition* (2011); 106(12): 1899–1914

17 P. Clarys, 'Dietary pattern analysis: a comparison between matched vegetarian and omnivorous subjects', *Nutrition Journal* (2013); 12: 82

18 H. Lynch, 'Plant-based diets: considerations for environmental impact, protein quality, and exercise performance', *Nutrients* (2018); 10(12): 1841

19 R. Pawlak, 'The prevalence of cobalamin deficiency among vegetarians assessed by serum vitamin B12: a review', *European Journal of Clinical Nutrition* (2014); 68(5): 541–548

20 L. M. Haider, 'The effect of vegetarian diets on iron status in adults: a systematic review and meta-analysis', *Critical Reviews in Food Science & Nutrition* (2018); 58(8): 1359–1374

21 T. A. Saunders, 'Growth and development of British vegan children', *American Journal of Clinical Nutrition* (1988); 48(3): 822–825; and Mitchell Sunderland, 'Judge convicts parents after baby dies from vegan diet', *Vice* (15 June 2017)

第 12 章　不仅仅是一撮盐

1 M. Webb, 'Cost effectiveness of a government supported policy strategy to decrease sodium intake: global analysis across 183 nations', *BMJ* (2019); 356: i6699

2 K. Trieu; 'Salt reduction initiatives around the world – a systematic review of progress towards the global target', *PLOS ONE* (2015); 10(7): e0130247

3 'Hidden salt present in popular restaurant meals', *BBC News online* (11 March 2013)

4 A. J. Moran, 'Consumer underestimation of sodium in fast food restaurant meals', *Appetite* (2017); 113: 155–161

5 K. Luft, 'Influence of genetic variance on sodium sensitivity of blood pressure', *Klin Wochenschr* (1987); 65(3): 101–9

6 O. Dong, 'Excessive dietary sodium intake and elevated blood pressure: a review of current prevention and management strategies and the emerging role of pharma-conutrigenetics', *BMJ Nutrition Prevention & Health* (2018); 1: doi: 10.1136

7 N. A. Graudal, 'Effects of low sodium diet versus high sodium diet on blood pressure, renin, aldosterone, catecholamines, cholesterol, and triglyceride', *Cochrane Database Syst Rev* (9 April 2017); 4: CD004022

8 A. J. Adler, 'Reduced dietary salt for the prevention of cardiovascular disease', *Cochrane Database Syst Rev* (2014); 12: CD009217

9 H. Y. Chang, 'Effect of potassium-enriched salt on cardiovascular mortality and medical expenses of elderly men', *Am J Clin Nutr* (2006); 83(6): 1289–96

10 E. I. Ekinci, 'Dietary salt intake and mortality in patients with type 2 diabetes', *Diabetes Care* (2011); 34(3): 703–9

11 R. R. Townsend, 'Salt intake and insulin sensitivity in healthy human volunteers', *Clinical Science* (2007); 113(3): 141–8

12 A. Mente, 'Urinary sodium excretion, blood pressure, cardiovascular disease, and mortality', *The Lancet* (2018); 392(10146): 496–506

13 F. P. Cappuccio, 'Population dietary salt reduction and the risk of cardiovascular disease. A scientific statement from the European Salt Action Network', *Nutr Metab Cardiovasc Dis* (2018); 29(2): 107–114

14 L. Chiavaroli, 'DASH dietary pattern and cardiometabolic outcomes: an umbrella review of systematic reviews and meta-analyses', *Nutrients* (2019); 11(2), pii: E338

15 Caroline Scott-Thomas, 'Salt replacements could be deadly, say renal specialists' *FoodNavigator* (19 March 2009)

16 K. He, 'Consumption of monosodium glutamate in relation to incidence of overweight in Chinese adults: China Health and Nutrition Survey (CHNS)', *Am J Clin Nutr* (2011); 93(6): 1328–36

17 Q. Q. Yang, 'Improved growth performance, food efficiency, and lysine availability in growing rats fed with lysine-biofortified rice', *Sci Rep* (2017); 7(1): 1389

第 13 章　咖啡能救命

1 Boston Collaborative Drug Surveillance Program, 'Coffee drinking and acute myocardial infarction', *The Lancet* (1972); 300(7790): 1278–1281; and H. Jick, 'Coffee and myocardial infarction', *New England Journal of Medicine* (1973); 289(2): 63–67

2 P. Zuchinali, 'Effect of caffeine on ventricular arrhythmia: a systematic review and meta-analysis of experimental and clinical studies', *EP Europace* (2016); 18(2): 257–266

3 M. Ding, 'Long-term coffee consumption and risk of cardiovascular disease: systematic review and a dose-response meta-analysis', *Circulation* (2013); 129(6): 643–659

4 A. Crippa, 'Coffee consumption and mortality from all causes, CVD, and cancer: a dose-response meta-analysis', *Am Journal of Epidemiology* (2014); 180(8): 763–775

5 J. K. Parker, 'Kinetic model for the formation of acrylamide during the finish-frying of commercial French Fries', *J. Agricultural and Food Chemistry* (2012); 60(32): 9321–9331

6 Hannah Devlin, 'How burnt toast and roast potatoes became linked to cancer', *The Guardian* (27 January 2017)

7 B. Marx, 'Mécanismes de l'effet diurétique de la caffeine', *Médecine Sciences* (2016); 32(5): 485–490

8 Q. P. Liu, 'Habitual coffee consumption and risk of cognitive decline/dementia: a systematic review and meta-analysis', *Nutrition* (2016); 32(6): 628–636; and G. W. Ross, 'Association of coffee and caffeine intake with the risk of Parkinson disease', *JAMA* (2000); 283(20): 2674–2679

9 C. Pickering, 'Caffeine and exercise: what next?', *Sports Medicine* (2019); 49(7): 1007–1030

10 J. Snel, 'Effects of caffeine on sleep and cognition', *Progress in Brain Research* (2011); 190: 105–117

11 A. P. Winston, 'Neuropsychiatric effects of caffeine', *Advances in Psychiatric Treatment* (2005); 11(6): 432–439

12 M. Lucas, 'Coffee, caffeine, and risk of depression among women', *Archives of Internal Medicine* (2011); 171(17): 1571–1578

13 M. Lucas, 'Coffee, caffeine, and risk of completed suicide: results from three prospective cohorts of American adults', *World Journal of Biological Psychiatry* (2012); 15(5): 377–386

14 C. Coelho, 'Nature of phenolic compounds in coffee melanoidins', *Journal of Agricultural and Food Chemistry* (2014); 62(31): 7843–7853

15 D. Gniechwitz, 'Dietary fiber from coffee beverage: degradation by human fecal microbiota', *Journal of Agricultural and Food Chemistry* (2007); 55(17): 6989–6996

16 M. A. Flaten, 'Expectations and placebo responses to caffeine-associated stimuli', *Psychopharmacology* (2003); 169(2): 198–204; and C. Benke, 'Effects of anxiety sensitivity and expectations on the startle eyeblink response during caffeine challenge', *Psychopharmacology* (2015); 232(18): 3403–3416

17 L. Mills, 'Placebo caffeine reduces withdrawal in abstinent coffee drinkers', *Psychopharmacology* (2016); 30(4): 388–394

18 EFSA, 'EFSA opinion on the safety of caffeine' (23 June 2015)

19 B. Teucher, 'Dietary patterns and heritability of food choice in a UK female twin cohort', *Twin Research and Human Genetics* (2007); 10(5): 734–748

20 A. G. Dulloo, 'Normal caffeine consumption: influence on thermogenesis and daily energy expenditure in lean and postobese human volunteers', *American Journal of Clinical Nutrition* (1989); 49(1): 44–50

21 M. Doherty, 'Effects of caffeine ingestion on rating of perceived exertion during and after exercise: a meta- analysis', *Medicine and Science in Sports* (2005); 15(2): 69–78

第 14 章　"一人食、两人补"

1 https://www.nhs.uk/conditions/pregnancy-and-baby/foods-to-avoid-pregnant/ (23 January 2017); and https://www.acog.org/Patients/FAQs/Nutrition-During-Pregnancy? (February 2018)

2 J. Rhee, 'Maternal caffeine consumption during pregnancy and risk of low birth weight: A Dose-response meta-analysis', *PLOS ONE* (2015); 10(7): e0132334

3 L. Holst, 'Raspberry leaf – should it be recommended to pregnant women?', *Complementary Therapies in Clinical Practice* (2009); 15(4): 204–208

4 D. A. Kennedy, 'Safety classification of herbal medicines used in pregnancy in a multinational study', *BMC Complementary Alternative Medicine* (2016); 16: 102

5 E. P. Riley, 'Fetal alcohol spectrum disorders: an overview', *Neuropsychology Review* (2013); 21(2): 73–80

6 U. S. Kesmodel, 'The effect of different alcohol drinking patterns in early to mid pregnancy on the child's intelligence, attention, and executive function', *BJOG* (2012); 119(10): 1180–1190

7 S. Popova, 'Estimation of national, regional, and global prevalence of alcohol use during pregnancy and fetal alcohol syndrome: a systematic review and meta-analysis', *The Lancet* (2017); 5: e290–e299

8 R. F. Goldstein, 'Association of gestational weight gain with maternal and infant outcomes: a systematic review and meta-analysis', *JAMA* (2017); 317(21): 2207–2225

9 https://www.nice.org.uk/guidance/ph27/chapter/1-Recommendations#recommendation-2-pregnant-women (July 2010)

10 C. H. Tam, 'The impact of maternal gestational weight gain on cardiometabolic risk factors in children,' *Diabetologia* (2018); 61(12): 2539–2548

11 V. Allen-Walker, 'Routine weighing of women during pregnancy — is it time to change current practice?', *BJOG* (2015); 123(6): 871–874

12 F. Hytten, 'Is it important or even useful to measure weight gain in pregnancy?' *Midwifery* (1990); 6(1): 28–32; and M. G. Dawes, 'Repeated measurement of maternal weight during pregnancy. Is this a useful practice?', *BJOG* (1991); 98(2): 189–194

13 https://www.nhs.uk/common-health-questions/pregnancy/how-much-weight-will-i-put-on-during-my-pregnancy/ (18 October 2018)

14 K. V. Dalrymple, 'Lifestyle interventions in overweight and obese pregnant or postpartum women for weight management: a systematic review', *Nutrients* (2018); 10(11): e1704.

15 C. Alvarado-Esquivel, 'Miscarriage history and Toxoplasma gondii infection: a cross-sectional study in women in Durango City, Mexico', *European Journal of Microbiology and Immunology* (2014); 4(2): 117–122; and F. Roberts, 'Histopathological features of ocular toxoplasmosis in the fetus and infant', *Archives of Ophthalmology* (2001); 119(1): 51–58

16 https://www.nhs.uk/conditions/pregnancy-and-baby/foods-to-avoid-pregnant/ (23 January 2017)

17 D. L. Villazanakretzer, 'Fish parasites: a growing concern during pregnancy', *Obstetrical & Gynecological Survey* (2016); 71(4): 253–259

18 C. M. Taylor, 'A review of guidance on fish consumption in pregnancy: is it fit for purpose?', *Public Health Nutrition* (2018); 21(11): 2149–2159

19 T. D. Solan, 'Mercury exposure in pregnancy: a review', *Journal of Perinatal Medicine* (2014); 42(6): 725–729

20 E. Ebel, 'Estimating the annual fraction of eggs contaminated with Salmonella enteritidis in the United States', *International Journal of Food Microbiology* (2000); 61(1): 51–62

21 A. Gyang, 'Salmonella Mississippi: a rare cause of second trimester miscarriage', *Archives of Gynecology and Obstetrics* (2008); 277(5): 437–438; K. Ravneet, 'A case of Salmonella typhi infection leading to miscarriage', *Journal of Laboratory Physicians* (2011); 3(1): 61–62; and S. E. Majowicz, 'The global burden of nontyphoidal salmonella gastroenteritis', *Clinical Infectious Diseases* (2010); 50(6): 882–889

22 https://www.bbc.co.uk/news/magazine-32033409 (25 March 2015)

23 A. Awofisayo, 'Pregnancy-associated listeriosis in England and Wales', *Epidemiology and Infection* (2015); 143(2): 249–256

24 M. Madjunkov, 'Listeriosis during pregnancy', *Archives of Gynecology and Obstetrics* (2017); 296(2): 143–152

25 https://www.cdc.gov/listeria/technical.html (12 December 2016)

26 Maggie Fox, 'Prepared salads recalled for salmonella, listeria risk', *NBC News* (19 October 2018)

27 M. Withers, 'Traditional beliefs and practices in pregnancy, childbirth and post-partum: a review of the evidence from Asian countries', *Midwifery* (2018); 56: 158–170

28 C. Nagata, 'Hot–cold foods in diet and all-cause mortality in a Japanese community: the Takayama study', *Annals of Epidemiology* (2017); 27(3): 194–199

29 O. Koren, 'Host remodeling of the gut microbiome and metabolic changes during pregnancy', *Cell* (2012); 150(3): 470–480; and A. N. Thornburn, 'Evidence that asthma is a developmental origin disease influenced by maternal diet and bacterial metabo-lites', *Nature Communications* (2015); 6: 7320

第 15 章　过敏的流行

1 https://www.cdc.gov/healthcommunication/toolstemplates/entertainmented/tips/Allergies.html (12 August 2019)

2 R. S. Gupta, 'Prevalence and severity of food allergies among US adults', *JAMA Netw Open* (2019); 2(1): e185630

3 Shayla Love, 'Food intolerance tests are shoddy science and traps for disordered eating', *Vice* (23 February 2018)

4 L. Wenyin, 'The epidemiology of food allergy in the global context', *International Journal of Environmental Research and Public Health* (2018); 15(9): 2043

5 C. Hammond, 'Unproven diagnostic tests for food allergy', *Immunology and Allergy Clinics of North America* (2018); 31(1): 153–163

6 D. Venkataram, 'Prevalence and longitudinal trends of food allergy during childhood and adolescence: results of the Isle of Wight Birth Cohort study', *Clinical and Experimental Allergy* (2018); 48(4): 394–402

7 E. Yousef, 'Clinical utility of serum specific IgE food testing in general practice: a tertiary care experience', *Journal of Allergy and Clinical Immunology* (2019); 143(2): AB275

8 B. P. Vickery, 'AR101 oral immunotherapy for peanut allergy', *New England Journal of Medicine* (2018); 379(21): 1991–2001

9 R. A. Pretorius, 'Maternal fiber dietary intakes during pregnancy and infant allergic disease', *Nutrients* (2019); 11(8): 1767

10 P. A. Eigenmann, 'Are avoidance diets still warranted in children with atopic dermatitis?', *Pediatric Allergy and Immunology* (2020); 1: 19–26

第 16 章　无麸质饮食时尚

1 B. Lebwohl, 'Long term gluten consumption in adults without celiac disease and risk of coronary heart disease: prospective cohort study', *BMJ* (2017); 357: j1892

2 U. Volta, 'High prevalence of celiac disease in Italian general population', *Digestive Diseases and Science* (2011); 46(7): 1500–1505

3 J. R. Biesiekierski, 'Non-coeliac gluten sensitivity: piecing the puzzle together', *United European Gastroenterology* (2015); 3(2): 160–165

4 V. Melini, 'Gluten-free diet: gaps and needs for a healthier diet', *Nutrients* (2019); 11(1): 170

5 C. S. Johnston, 'Commercially available gluten-free pastas elevate postprandial glycemia in comparison to conventional wheat pasta in healthy adults: a double-blind randomized crossover trial', *Food Funct* (2017); 8(9): 3139–3144

6 I. D. Croall, 'Gluten does not induce gastrointestinal symptoms in healthy volunteers: a double-blind randomized placebo trial', *Gastroenterology* (2019); 157: 881–883

7 H. M. Roager, 'Whole grain-rich diet reduces body weight and systemic low-grade inflammation without inducing major changes of the gut microbiome: a randomised cross-over trial', *Gut* (2019); 68: 83–93

第 17 章　骑上自行车

1 UK exercise guidelines: https://www.nhs.uk/live-well/exercise/ (30 May 2018); US exercise guidelines: https://health.gov/paguidelines/ (2019)

2 W. W. Tigbe, 'Time spent in sedentary posture is associated with waist circumference and cardiovascular risk', *International Journal of Obesity* (2017); 41(5): 689–696

3 H. Fujita, 'Physical activity earlier in life is inversely associated with insulin resistance among adults in Japan', *Journal of Epidemiology* (2019); 29(2): 57–60

4 H. Pontzer, 'Hunter-gatherer energetics and human obesity', *PLOS ONE* (2012); 7(7): e40503

5 N. Casanova, 'Metabolic adaptations during negative energy balance and potential impact on appetite and food intake', *Proceedings of the Nutrition Society* (2019); 78(3): 279–289

6 D. M. Thomas, 'Why do individuals not lose more weight from an exercise intervention at a defined dose? An energy balance analysis', *Obesity Reviews* (2013); 13(10): 835–847

7 Alexi Mostrous, 'Coca-Cola spends £10m to counter links with obesity', *The Times* (18 December 2015); and Jonathan Gornall, 'Sugar: spinning a web of influence', *BMJ* (2015); 350: h231

8 M. Nestle, *Unsavory Truth: How Food Companies Skew the Science of What We Eat*, Basic Books (2018)

9 T. D. Noakes, 'Lobbyists for the sports drink industry: example of the rise of "contrarianism" in modern scientific debate', *Br J of Sports Med* (2007); 41(2): 107–109

10 L. M. Burke, 'Swifter, higher, stronger: What's on the menu?', *Science* (2018); 362(6416): 781–787

11 S. R. Chekroud, 'Association between physical exercise and mental health in 1.2 million individuals in the USA between 2011 and 2015', *Lancet Psychiatry* (2018); 5: 739–746

12 C. R. Gustafson, 'Exercise and the timing of snack choice: healthy snack choice is reduced in the post-exercise state', *Nutrients* (2018); 10(12): 1941

第 18 章　精神的食粮

1 E. Jakubovski, 'Systematic review and meta-analysis: dose-response relationship of selective-serotonin reuptake inhibitors in major depressive disorder', *American Journal of Psychiatry* (2016); 173(2): 174–183

2 J. S. Lai, 'A systematic review and meta-analysis of dietary patterns and depression in community-dwelling adults', *American Journal of Clinical Nutrition* (2014); 99(1): 181–197; and D. Recchia, 'Associations between long-term adherence to healthy diet and recurrent depressive symptoms in Whitehall II Study', *European Journal of Nutrition* (2019); 1: 1–11

3 C. F. Reynolds, 'Early intervention to preempt major depression in older black and white adults', *Psychiatric Services* (2014); 65(6): 765–773

4 F. N. Jacka, 'A randomised controlled trial of dietary improvement for adults with major depression (the "SMILES" trial)', *BMC Medicine* (2017); 15(1): 23

5 J. Firth, 'The effects of dietary improvement on symptoms of depression and anxiety: a meta-analysis of randomized controlled trials', *Psychosomatic Medicine* (2019); 81(3): 265–280; and S. Mizuno, 'Bifidobacterium-rich fecal donor may be a positive predictor for successful fecal microbiota transplantation in patients with irritable bowel syndrome', *Digestion* (2017); 96(1): 29–38

6 A. Sánchez-Villegas, 'Mediterranean dietary pattern and depression: the PREDIMED randomized trial', *BMC Medicine* (2013); 11: 208

7 M. Valles Colomer, 'The neuroactive potential of human gut microbiota in quality of life and depression,' *Nature Microbiology* (2019); 4: 623–632

8 J. M. Yano, 'Indigenous bacteria from the gut microbiota regulate host serotonin biosynthesis', *Cell* (2015); 161(2): 264–276

9 I. Lukić, 'Antidepressants affect gut microbiota and Ruminococcus flavefaciens is able to abolish their effects on depressive-like behavior', *Translational Psychiatry* (2019); 9(1): 133

10 M. J. Walters, 'Associations of lifestyle and vascular risk factors with Alzheimer's brain biomarkers during middle age', *BMJ OPEN* (2018); 8(11): e023664

11 T. Akbaraly, 'Association of long-term diet quality with hippocampal volume: longitudinal cohort study', *American Journal of Medicine* (2018); 131(11): 1372–1381

12 S. E. Setti, 'Alterations in hippocampal activity and Alzheimer's disease', *Translational Issues in Psychological Science* (2018); 3(4): 348–356

13 P. Zheng, 'The gut microbiome from patients with schizophrenia modulates the glutamate-glutamine-GABA cycle and schizophrenia-relevant behaviors in mice', *Science Advances* (2019); 5(2): eaau8317

14 I. Argou-Cardozo, 'Clostridium bacteria and autism spectrum conditions: a systematic review and hypothetical contribution of environmental glyphosate Levels', *Medical Sciences* (2018); 6(2): 29

15 D. W. Kang, 'Differences in fecal microbial metabolites and microbiota of children with autism spectrum disorders', *Anaerobe* (2018); 49: 121–131

16 S. Mizuno, 'Bifidobacterium-rich fecal donor may be a positive predictor for successful fecal microbiota transplantation in patients with irritable bowel syndrome', *Digestion* (2017); 96(1): 29–38

17 M. I. Butler, 'From isoniazid to psychobiotics: the gut microbiome as a new antidepressant target', *British Journal of Hospital Medicine* (2019); 80(3): 139–145

18 F. N. Jacka, 'Maternal and early postnatal nutrition and mental health of offspring by age 5 years: a prospective cohort study', *J Acad Child & Adol Psych* (2013); 52(10): 1038–1047

19 Felice Jacka, *Brain Changer: How diet can save your mental health*, Yellow Kite (2019)

第 19 章　肮脏的水生意

1 A. Saylor, 'What's wrong with the tap? Examining perceptions of tap water and bottled water at Purdue University', *Environmental Management* (2011); 48(3): 588–601

2 D. Lantagne, 'Household water treatment and cholera control', *Journal of Infectious Diseases* (2018); 218(3): s147–s153

3 M. McCartney, 'Waterlogged?', *BMJ* (2011); 343: d4280

4 F. Rosario-Ortiz, 'How do you like your tap water?', *Science* (2016); 351(6267): 912–914

5 E. Brezina, 'Investigation and risk evaluation of the occurrence of carbamazepine, oxcarbazepine, their human metabolites and transformation products in the urban water cycle', *Environmental Pollution* (2017); 225: 261–269

6 T. Spector, *Identically Different*, Weidenfeld & Nicolson (2012)

7 M. Wagner, 'Identification of putative steroid receptor antagonists in bottled water', *PLOS ONE* (2013); 8(8): e72472

8 W. Huo, 'Maternal urinary bisphenol A levels and infant low birth weight: a nested case-control study of the Health Baby Cohort in China', *Environmental International* (2015); 85: 96–103; and H. Gao, 'Bisphenol A and hormone-associated cancers: current progress and perspectives', *Medicine* (2015); 94(1): e211

9 EFSA, 'Bisphenol A: new immune system evidence useful but limited', *EFSA Reports* (13 October 2016)

10 Z. Iheozor-Ejiofor, 'Water fluoridation for the prevention of dental caries', *Cochrane Database of System Reviews* (2015); 6: CD010856

11 J. R. Jambeck, 'Marine pollution. Plastic waste inputs from land into the ocean', *Science* (2015) 13; 347(6223): 768–71

12 P. G. Ryan, 'Monitoring the abundance of plastic debris in the marine environment', *Proceedings Transactions Royal Soc B* (2009); 364: 1999–2012

13 L. M. Bartoshuk, 'NaCl thresholds in man: thresholds for water taste or NaCl taste?', *Journal of Comparative and Physiological Psychology* (1974); 87(2): 310–325

第 20 章　只喝一点酒

1 https://www.alcohol.org/guides/global-drinking-demographics/ (2019)

2 D. W. Lachenmeier, 'Comparative risk assessment of alcohol, tobacco, cannabis and other illicit drugs using the margin of exposure approach', *Scientific Reports* (2015); 5: 8126

3 R. Bruha, 'Alcoholic liver disease', *World Journal of Hepatology* (2012); 4(3): 81–90; and G. P. Jordaan, 'Alcohol-induced psychotic disorder: a review', *Metabolic Brain Disease* (2104); 29(2): 231–243

4 https://www.alcohol.org/guides/global-drinking-demographics/ (2019)

5 A. S. St Leger, 'Factors associated with cardiac mortality in developed countries with particular reference to the consumption of wine', *Lancet* (1979); 1(8124): 1017–1020; and A. Di Castelnuovo, 'Alcohol dosing and total mortality in men and women: an updated meta-analysis', *Archives of Internal Medicine* (2006); 166(22): 2437–2445

6 https://www.gov.uk/government/news/new-alcohol-guidelines-show-increased-risk-of-cancer (8 January 2016)

7 B. Xi, 'Relationship of alcohol consumption to all-cause, cardiovascular, and cancer-related mortality in US adults', *J. American College of Cardiology* (2017); 70(8): 913–922

8 K. A. Welch, 'Alcohol consumption and brain health', *BMJ* (2017); 357: j2645

9 S. Sabia, 'Alcohol consumption and risk of dementia: 23 year follow-up of Whitehall II cohort study', *BMJ* (2018); 362: k2927

10 J. Holt-Lunstad, 'Social relationships and mortality risk: a meta-analytic review', *PLOS Medicine* (2010); 7(7): e1000316

11 A. M. Wood, 'Risk thresholds for alcohol consumption: combined analysis of individual-participant data for 599,912 current drinkers in 83 prospective studies', *The Lancet* (2018); 391(10129): 1513–1523

12 M. G. Griswold, 'Alcohol use and burden for 195 countries and territories, 1990–2016: a systematic analysis for the Global Burden of Disease Study 2016', *The Lancet* (2018); 392(10152): 1015–1035

13 A. L. Freeman, 'Communicating health risks in science publications: time for everyone to take responsibility', *BMC Medicine* (2018); 16(1): 207

14 H. J. Edenberg, 'The genetics of alcohol metabolism: role of alcohol dehydrogenase and aldehyde dehydrogenase variants', *Alcohol Research and Health* (2007); 30(1): 5–13

15 S. M. Ruiz, 'Closing the gender gap: the case for gender-specific alcoholism research', *Journal of Alcoholism and Drug Dependence* (2013); 1(6): e106

16 V. Vatsalya, 'A review on the sex differences in organ and system pathology with alcohol drinking', *Current Drug Abuse Reviews* (2017); 9(2): 87–92

17 Peter Lloyd, 'Deadly link between alcohol and breast cancer is "ignored by middle-aged women who are *most* at risk of developing the disease"', *Mail Online* (13 February 2019)

18 M. I. Queipo-Ortuño, 'Influence of red wine polyphenols and ethanol on the gut microbiota ecology and biomarkers', *Am Journal of Clinical Nutrition* (2012); 95(6): 1323–1334

19 A. Chaplin, 'Resveratrol, metabolic syndrome, and gut microbiota', *Nutrients* (2018); 10(11): e1651; and X. Fan, 'Drinking alcohol is associated with variation in the human oral microbiome in a large study of American adults', *Microbiome* (2018); 6(1): 59

20 C. I. LeRoy, 'Red wine consumption associated with increased gut microbiota α-diversity in 3 independent cohorts', *Gastroenterology* (2019); pii: S0016–5085(19): 41244–4

21 R. O. de Visser, 'The growth of "Dry January": promoting participation and the benefits of participation', *Eur J Public Health* (2017); 27(5): 929–931

22 T. S. Naimi, 'Erosion of state alcohol excise taxes in the United States', *Journal of Studies on Alcohol and Drugs* (2018); 79(1): 43–48

23 https://www.cdc.gov/alcohol/index.htm (2019)

24 Z. Zupan, 'Erosion of state alcohol excise taxes in the United States', *BMJ* (2017); 359: j5623

第 21 章　食物里程

1 D. Coley, 'Local food, food miles and carbon emissions: a comparison of farm shop and mass distribution approaches', *Food Policy* (2009); 34(2): 150–155

2 C. Saunders, 'Food miles, carbon footprinting and their potential impact on trade', *Semantic Scholar* (2009); AARES 53rd annual conference at Cairns, 10–13 February 2009

3 E. Soode-Schimonsky, 'Product environmental footprint of strawberries: case studies in Estonia and Germany', *J Environ Management* (2017); 203(Pt 1): 564–577

4 W. Willett, 'Food in the Anthropocene: the EAT-Lancet Commission on healthy diets from sustainable food systems', *The Lancet* (2019); 393(10170): 447–492

5 J. Milner, 'Health effects of adopting low greenhouse gas emission diets in the UK', *BMJ Open* (2015); 5: e007364

6 J. Poore, 'Reducing food's environmental impacts through producers and consumers', *Science* (2018); 360: 987–992

7 T. D. Searchinger, 'Assessing the efficiency of changes in land use for mitigating climate change', *Nature* (2018); 564: 249–253

8 George Monbiot, 'We can't keep eating as we are – why isn't the IPCC shouting this from the rooftops?', *The Guardian* (9 August 2019)

第 22 章　杀虫剂喷洒地球

1 R. Mesnage, 'Facts and fallacies in the debate on glyphosate toxicity', *Frontiers in Public Health* (2017); 5: 316

2 https://www.iarc.fr/wp-content/uploads/2018/07/MonographVolume112-1.pdf (20 March 2015)

3 Ben Webster, 'Weedkiller scientist was paid £120,000 by cancer lawyers', *The Times* (18 October 2017)

4 P. J. Mills, 'Excretion of the herbicide glyphosate in older adults between 1993 and 2016', *JAMA* (2017); 318(16): 1610–1611

5 J. V. Tarazona, 'Glyphosate toxicity and carcinogenicity: a review of the scientific basis of the European Union assessment and its differences with IARC', *Archives of Toxicology* (2017); 91(8): 2723–2743; and C. J. Portier, 'Update to Tarazona et al. (2017): glyphosate toxicity and carcinogenicity: a review of the scientific basis of the European Union assessment and its differences with IARC', *Archives of Toxicology* (2018); 92(3): 1341

6 E. T. Chang, 'Systematic review and meta-analysis of glyphosate exposure and risk of lymphohematopoietic cancers', *Journal of Environmental Science and Health, Part B* (2016); 51(6): 402–434

7 C. Gillezeau, 'The evidence of human exposure to glyphosate: a review', *Environmental Health* (2019); 18(1): 2; and M. E. Leon, 'Pesticide use and risk of non-Hodgkin lymphoid malignancies in agricultural cohorts from France, Norway and the USA: a pooled analysis from the AGRICOH consortium', *International Journal of Epidemiology* (2019); 48(5): 1519–1535

8 L. Hu, 'The association between non-Hodgkin lymphoma and organophosphate pesticides exposure: a meta-analysis', *Environmental Pollution* (2017); 231: 319–328

9 B. González-Alzaga, 'A systematic review of neurodevelopmental effects of prenatal and postnatal organophosphate pesticide exposure', *Toxicology Letters* (2014); 230(2): 104–121; and Y. Chiu, 'Association between pesticide residue intake from consumption of fruits and vegetables and pregnancy outcomes among women undergoing infertility treatment with assisted reproductive technology', *JAMA* (2018); 178(1): 17–26

10 F. Manservisi, 'The Ramazzini Institute 13-week pilot study glyphosate-based herbicides administered at human-equivalent dose to Sprague Dawley rats', *Environmental Health* (2019); 18(1): 15; and Y. Aitbali, 'Glyphosate-based herbicide exposure affects gut microbiota, anxiety and depression-like behaviors in mice', *Neurotoxicology and Teratology* (2018); 67: 44–49

11 E. V. Motta, 'Glyphosate perturbs the gut microbiota of honey bees', *PNAS* (2018); 115(41): 10305–10310

12 J. Baudry, 'Association of frequency of organic food consumption with cancer risk: findings from NutriNet-Santé Prospective Cohort Study', *JAMA* (2018); 178(12): 1597–1606

13 K. E. Bradbury, 'Organic food consumption and the incidence of cancer in a large prospective study of women in the UK', *British Journal of Cancer* (2014); 110: 2321–2326

14 http://www.anh-usa.org/wp-content/uploads/2016/04/ANHUSA-glyphosate-breakfast-study-FINAL.pdf (19 April 2016)

第 23 章　不要相信我，我是医生

1 K. Womersley, 'Medical schools should be prioritising nutrition and lifestyle education', *BMJ* (2017); 359: j4861

2 J. Crowley, 'Nutrition in medical education: a systematic review', *Lancet Planetary Health* (2019); 9: PE379–E389

3 S. Greenhalgh, 'Making China safe for Coke: how Coca-Cola shaped obesity science and policy in China', *BMJ* (2019); 364: k5050

4 M. E. Lean, 'Primary care-led weight management for remission of type 2 diabetes (DiRECT): an open-label, cluster-randomised trial', *The Lancet* (2018); 391(10120): 541–551

5 https://www.ncbi.nlm.nih.gov/pubmed/21366836; D. Zhu, 'The relationship between health professionals' weight status and attitudes towards weight management: a systematic review', *Obesity Reviews* (2011); 12(5): e324–337

6 nutritank.com and thedoctorskitchen.com

7 K. E. Aspry, 'Medical nutrition education, training and competencies to advance guideline-based diet counseling by physicians', *Circulation* (2018); 137: e821–e841

结论：饮食法则

1 D. McDonald, 'American gut: an open platform for citizen science microbiome research', *mSystems* (2018); 3(3): e00031–18

2 joinzoe.com

3 M. J. Blaser, 'Antibiotic use and its consequences for the normal microbiome', *Science* (2016); 352: 544–545

4 R. de Cabo, 'Effects of intermittent fasting on health, aging and disease', *New England Journal of medicine* (2019); 381: 2541–51

5 US Burden of Disease Collaborators, 'The state of us health, 1990–2010: burden of diseases, injuries, and risk factors', *JAMA* (2013); 310(6): 591–606

6 Laura Reiley, 'How the Trump administration limited the scope of the USDA's 2020 dietary guidelines', *Washington Post* (30 August 2019)

7 Ron Sterk, ' EU Sugar producers suffer after reform', *Food Business News* (8 August 2019)

8 H. Moses, 'The anatomy of medical research: US and international comparisons', *JAMA* (2015); 313(2): 174–89

9 R. G. Kyle, 'Obesity prevalence among healthcare professionals in England: a cross-sectional study using the Health Survey for England', *BMJ Open* (2017); 4 Dec: 018498; and S. E. Luckhaupt, 'Prevalence of obesity among US workers and associations with occupational factors', *Am J Prev Med* (2014); 46(3): 237–248

译后记

食物是我们生命延续的基础，它蕴含了生活的哲学、艺术与价值观。可惜的是，包括我自己在内，大家在关注自身健康的时候，常常会忘记食物对我们的重要性。对付、将就、几十年如一日地吃着单调又重复的餐食……在繁忙的工作与巨大的生活压力之下，外卖、堂食成了当代人的日常。食物的确是最重要的药物，如果人们把它当作药物来看待，一定会多一些谨慎和重视。不重视食物不会让你在短期内出现健康问题，但是从长期来看，你对它的不重视一定会受到反噬。

本书的作者是伦敦国王学院遗传流行病学教授，他在营养学领域发表了超过 800 篇文章，位居全球最常被引用的科学家榜单的前 1% 的位置。在本书中，他扮演了"吹哨人"的角色，坦陈了自己因受成规观念影响而得出了诸多不恰当的研究结论，而那些结论恰好与政府对饮食指导方针的宣传目标以及食品产业的盈利方向吻合，从而使他作为学者与科学家声名鹊起。在几十年的研究与实践中，他发现在科研领域、营养学教育与实践领域、在政府与相关部门的政策制定方面、在食品及传媒行业的营销方面，这些成规观念带来的负面影响越来越深刻，越来越广泛。他被自己不断发现的、至今未被公开的事实而感到震惊。作为一个行业领军的研究者，他总结出 23 条对我们最为迫切、最为危险、最为顽固的观念上的迷思，通过翔实的文献梳理与评论，以全球普遍性和典型性案例，扫除了普通公众在食物与饮食方式方面的知识盲点，揭橥了各种以健康之名、行不健康之实的"业内操作"。

我相信很多人与我一样，之所以长期处于不健康的饮食模式里，与其说是重视不足，其实更多的是知识鸿沟、信息不对称。就在翻译此书之前，我还笃定地坚信吃鱼是最健康的、无麸质饮食能减肥、食品标签不会骗人、各类补充剂真的能简单又有效地强健身体、矿泉水或纯净水肯定要比自来水好……因为这些观念是代代口耳相传而来的，是政府推广手册和铺天盖地的广告中宣传的，是时代最流行、最前沿的主流话语，它们怎么会错呢？直到我翻译完全书，又反复地看了几遍，才恍然大悟：长久以来我们大多数人其实是被伪科学及其数据、对某些结论的断章取义，以及无比狡猾的食品产业的各类话术给套路了。而且，我们总把自己与那个"推荐量（一般水平）"进行对标，从来没有从自身出发去了解自己独特的身体及其真正的需求。这太可怜了，这太可怕了！

正如作者所说，阐明饮食、新陈代谢和健康之间的关系绝非易事。我们需要的是批评与公开辩论，而不是过时、顽固的指导方针。而且更重要的是，饮食方式的背后是各种价值观的博弈，是政治与金钱的博弈；而我们所做出的选择，我们的行动，最终关系着我们这个星球以及子孙后代的命运。也许这本书会令一些利益相关方感到震惊、恐惧、反感甚至愤怒，但是对普罗大众来说，它绝对值得一读，并会给我们带来很多有益的启示。

当我接到翻译任务的时候，此书的英文原版刚刚付梓出版，而全球又遭逢新冠肺炎疫情。虽然在家"禁足"，但我的科研与教学任务竟然比以往还要繁重。如果没有联合国教科文组织-中国传媒大学"媒介与女性"教席的研究生团队的帮助，此书在相当有限的时间内是无法保质保量完成的。特别感谢靳雪林、霍丽丽、涂越、邹靓、巩婧好、李悦宁、陈佳、梁媛媛、周菁岚、程哲、余露、柴嘉欣、霍雨佳、谢佳明、刘嘉文、周翼、张天馨、李晓敏、刘赛男、何凯、哈玲、杨庆、吴苗婷、霍欣蕊同学对本书前期翻译做出的贡献。[1] 全书翻译及校订由本人完成。因为本书涉及的营养学领域有诸多专业术语，为了便于阅读，本书以脚注的形式增加了部分注释，特此说明。由于翻译水平有限，全书出现的任何错误由本人独自承担，也恳请读者谅解。

感谢新星出版社总经理助理姜淮先生、杨猛编辑对我的信任，

---

[1] 根据每个人参与章节的顺序依次排序。

继《身体真相：科学、历史和文化如何推动我们痴迷体重》之后，他们将此力作推荐给我翻译，我深感荣幸；感谢本书的营销和出版团队，感谢所有为本书付出过努力和心血的同人。

最后，谨以本书献给出让了陪伴时间以保证我独立进行翻译工作的 6 岁儿子，献给与他同时代的儿童和青少年，希望此书能够帮助他们建立起明智、全知、长远的视野、格局与价值观，并为整个星球与全人类带来福祉。

张敬婕

著作版权合同登记号：01−2021−2587

图书在版编目（CIP）数据

饮食真相 /（英）蒂姆·斯佩克特著；张敬婕译 . −− 北京：新星出版社，2021.8
书名原文：Spoon−Fed
ISBN 978−7−5133−4460−9

Ⅰ . ①饮⋯ Ⅱ . ①蒂⋯ ②张⋯ Ⅲ . ①饮食营养学−基本知识 Ⅳ . ① R155.1

中国版本图书馆 CIP 数据核字（2021）第 100235 号

新未来

饮食真相

［英］蒂姆·斯佩克特 著；张敬婕 译

责任编辑：杨　猛
责任校对：刘　义
责任印制：李珊珊
封面设计：人马艺术设计·储平

出版发行：新星出版社
出 版 人：马汝军
社　　址：北京市西城区车公庄大街丙3号楼　　　　100044
网　　址：www.newstarpress.com
电　　话：010-88310888
传　　真：010-65270449

读者服务：010-88310811　　service@newstarpress.com
邮购地址：北京市西城区车公庄大街丙3号楼　　　　100044

印　　刷：北京盛通印刷股份有限公司
开　　本：660mm×970mm　　　1/16
印　　张：18.5
字　　数：188千字
版　　次：2021年8月第一版　　　2021年8月第一次印刷
书　　号：ISBN 978−7−5133−4460−9
定　　价：59.00元